高校瑜伽教学研究

王美鑫 著

延邊大學出版社

图书在版编目（CIP）数据

高校瑜伽教学研究 / 王美鑫著. -- 延吉：延边大学出版社，2021.11
　　ISBN 978-7-230-02473-0

Ⅰ．①高… Ⅱ．①王… Ⅲ．①瑜伽－教学研究－高等学校 Ⅳ．①R161.1

中国版本图书馆 CIP 数据核字(2021)第 229110 号

高校瑜伽教学研究

| 著　　者：王美鑫
| 责任编辑：南雪峰
| 封面设计：正合文化
| 出版发行：延边大学出版社
| 社　　址：吉林省延吉市公园路 977 号　　　邮　　编：133002
| 网　　址：http://www.ydcbs.com　　　　　E-mail：ydcbs@ydcbs.com
| 电　　话：0433-2732435　　　　　　　　传　　真：0433-2732434
| 印　　刷：延边延大兴业数码印务有限责任公司
| 开　　本：787×1092　1/16
| 印　　张：10.5
| 字　　数：200 千字
| 版　　次：2022 年 3 月 第 1 版
| 印　　次：2022 年 3 月 第 1 次印刷
| 书　　号：ISBN 978-7-230-02473-0

定价：58.00 元

作者简介

王美鑫,女,汉族,黑龙江齐齐哈尔市人,2002年毕业于沈阳体育学院,教育学硕士,健美操专业,副教授,现在辽宁大学担任瑜伽专项课教学和健美操拉拉队教练工作。

前　言

高校积极把瑜伽融入高校体育教学，不仅能丰富高校体育教学内容，还能够促进学生身体素质、形体、心态、性格等的不断发展和完善。高校瑜伽教学是体育选修课中的一种。瑜伽是专业性和技术性极强的运动健身项目，所以瑜伽教师的专业素养和教学水平要达到一定的高度。教师应该在不断的交流和学习中提升实践能力、教学能力和创新能力。高校教师队伍建设中，引进年轻教师，满足教师队伍的先进性和创新性必不可少。

本书探讨了高校瑜伽教学与训练，依次介绍了高校瑜伽教学的理论研究、高校瑜伽教学的探索研究、高校瑜伽教学的训练研究、高校瑜伽课程的教学研究以及高校瑜伽课程的实践训练研究，旨在为高校开展瑜伽课程、进行瑜伽教学提供必要的理论和实践指导。

在编写本书过程中，笔者查阅和借鉴了图书、期刊等相关资料，在此谨向本书所引用资料的作者表示诚挚的感谢。由于时间仓促，笔者学识有限，书中难免存在疏漏，请广大读者批评指正。

王美鑫

2021 年 5 月

目 录

第一章 高校瑜伽教学的理论研究 1

第一节 瑜伽的内涵 1
第二节 高校瑜伽教学的兴起原因和影响因素 7
第三节 高校瑜伽教学的内容和特点 10
第四节 高校瑜伽教学的意义和价值 13
第五节 高校瑜伽教学的原则和策略 26
第六节 高校瑜伽教学可持续发展 29

第二章 高校瑜伽教学的探索研究 37

第一节 健身瑜伽与高校瑜伽教学 37
第二节 素质教育与高校瑜伽教学 42
第三节 人文精神与高校瑜伽教学 46
第四节 全民健身与高校瑜伽教学 51
第五节 体育生活化与高校瑜伽教学 53
第六节 阳光体育背景下的高校瑜伽教学 56

第三章 高校瑜伽教学的训练研究 60

第一节 高校瑜伽教学中的柔韧训练 60
第二节 高校瑜伽教学中的形体训练 64
第三节 高校瑜伽教学中的呼吸训练 67
第四节 高校瑜伽教学中的表象训练 72

第五节　高校瑜伽教学中的体位训练 76
　　第六节　高校瑜伽教学中的运动损伤 80

第四章　高校瑜伽课程的教学研究 85
　　第一节　高校瑜伽课程的教学模式 85
　　第二节　高校瑜伽课程的教学方法与考核方式 100
　　第三节　讲解法在高校瑜伽教学中的运用 106
　　第四节　高校瑜伽课程存在的问题 110
　　第五节　高校瑜伽课程的优化策略和推广措施 112

第五章　高校瑜伽课程的实践训练研究 118
　　第一节　高校瑜伽课程的基本手印实践训练 118
　　第二节　高校瑜伽课程的基本坐姿实践训练 121
　　第三节　高校瑜伽课程的体位动作实践训练 126

参考文献 158

第一章 高校瑜伽教学的理论研究

第一节 瑜伽的内涵

瑜伽是一项注重身心完美契合的传统体育项目,对于帮助人们强身健体、净化心灵有着非常重要的作用,由于其柔美的运动形态与健康的运动理念而深受广大群众,尤其是大学生的欢迎和喜爱。如今,瑜伽已经作为一项新兴体育运动项目引入高校体育课程教学中,随着对瑜伽运动了解的深入,越来越多的学生开始积极参与到瑜伽课程的学习中。我国高校瑜伽课程教学水平也得到了一定的提升,但由于我国高校瑜伽教学处于初级发展阶段,仍然存在多方面的问题,如教学场地设施不足、师资力量不足以及教学模式单一等问题。

在高校素质教育改革进程中,体育课程改革是其中的一个重要环节。高校应该对学生多样化发展需求予以充分的重视,进一步丰富体育教学内容;积极引入瑜伽等新兴体育运动项目,从而激发学生学习体育课程的兴趣;充分发挥瑜伽在学生精神方面的有利作用,进一步推动我国高校教育体制的改革。

一、瑜伽的概念

瑜伽一词是 Yoga 的音译,其本义是自我和原始动因的结合。Yoga 这个词是由 yug 而来的,yug 的原意是"把牛马套在车辕上",引申为"相印"或"结合、合一",它也有"核心"和"真髓"的意思。

现代意义上的"瑜伽"是指练习瑜伽的人通过种种修行方法,把自我(小我)与宇宙本体(大我)融合。在这个过程中,练习者可以从虚幻迈向真实,从黑暗迈向光明。

瑜伽运动既是一种哲学，又是使肉体和精神达到和谐统一的一种运动方式。

关于瑜伽的含义，可以从哲学意义与健身意义两个方面来理解。

首先，从哲学意义上讲，瑜伽隶属印度六大哲学体系。从广义上讲，瑜伽是哲学，是引领人们借助身体、意识、灵性的锻炼来认识自己并走上健康、正义和永恒喜悦之路，使感官把物质客观的体验转化为内在心灵的专注，这种心灵的专注体现为灵魂或精神的永恒存在；从狭义上讲，瑜伽是精神与肉体有机融合的运动，通过肢体与思维的运动来实现对心灵的控制。

其次，从健身意义上讲，瑜伽能够促使人的躯体、心灵和灵魂得到和谐的发展，它是人们在体质、精神、道德和心灵方面进行修行锻炼的保健方法。瑜伽强调和谐、博爱，强调生命，能够为人们持久性地保持良好的精神状态提供保障。

由此可见，瑜伽能够有效提高人们生理、心理、情感和精神方面的能力，进而达到身体、心灵与精神的和谐统一，实现人与自然的平衡运动；是一个在哲学体系指导下，通过提升意识，帮助人们充分发挥潜能的运动体系。

二、瑜伽的特点

实践证明，练习瑜伽可以使人的情绪稳定、心境平和，它不但能够锻炼人的肌肉和骨骼，而且可以强化机体神经系统、内分泌腺体和主要器官的功能，从而促进心理的健康。

（一）瑜伽的健身特点

瑜伽的健身特点主要表现在以下几个方面：

1.健身的有效性

科学的、长期的瑜伽练习，可以促进交感神经系统和副交感神经系统的平衡。从某种意义上讲，瑜伽姿势的练习可以说是一种辅助治疗的运动，通过练习挤压、扭转等姿势，可以促进练习者的肠胃蠕动、增强消化液的分泌量、提高肾脏的供血能力等，这对改善人体内脏功能、促进消化系统的运动有良好的效果。练习瑜伽可以通过改善人体各种系统的功能，从而使整个机体系统达到一种平衡状态。

2.健身的广泛性

瑜伽有一套从肉体到精神的极其完备的修持方法,可以使练习者的骨骼、肌肉、神经系统以及内分泌等调节到最佳状态。长期坚持瑜伽练习更有助于预防和治疗各种身心疾病,对人体的生理和心理都具有良好的作用。而且无论男女老幼皆可以通过瑜伽练习来达到一个良好的身体状况。

3.健身的安全性

和其他运动项目相比,瑜伽运动更加安全有效,这主要表现在以下两个方面:

一方面,瑜伽练习符合运动生理学的规律和特点。在瑜伽练习中,练习动作缓慢均匀,练习步骤也比较清晰,此外练习者可以根据自身的实际承受力控制所有动作。因此,相对来说,瑜伽比其他运动项目更具有安全性。

另一方面,瑜伽练习不受场地和器械的限制,只需要一个安静、空气清新的环境就可以练习。因此,瑜伽运动是一种非常简便易行的健身活动。

(二)瑜伽的健心特点

1.摒弃杂念,平静心境

瑜伽是一种促进练习者心灵升华的修持方法,它的核心是让人调整自己的呼吸和姿势,专注于某一点,从而达到摒弃杂念的目的。在练习瑜伽的过程中,练习者要把自己的意识专注于一点,即练习者要能够抑制住知觉器官随外界刺激而产生的变化,从而激发内心深处的能量,实现自我完善。

因此,在练习瑜伽时,练习者要将呼吸、意念、姿势有机结合起来,放松大脑、排除杂念,释放内心的压力,从而消除烦恼,促进心灵的平衡和净化。

2.融入自然,愉悦身心

瑜伽要求练习者融入大自然,用呼吸之法享受新鲜的空气。在这种状态下,练习者能够与自然合二为一,使身心愉悦、心态平和。

(三)瑜伽的功能特点

1.预防疾病

现代社会,人们生活节奏快,竞争激烈,存在各种压力,在这种生活状态下,身体和心理方面的疾病也随之而来。瑜伽作为一种放松心灵、锻炼身体的最佳运动方式之一，可以有效预防疾病。该功能特点具体表现如下：

首先，瑜伽运动的姿势、动作往往比较缓慢、轻柔，可以让人从紧张的情绪中解放出来，从而放松心灵，消除烦闷情绪。

其次，一些有规律的瑜伽姿势练习，可以提高练习者身体的坚韧性和灵活性，从而消除疲劳，辅助治疗脊椎疾病和内脏疾病，使人体能够得到较好的调整，使人们在日常生活和工作中能够保持良好的状态。

2.平衡饮食

长期、科学地练习瑜伽，不仅可以消耗人体多余的脂肪，调节体重，还可以平衡饮食，使人的身体达到健康的状态。

3.健美形体

瑜伽的体式练习与人的机体有着密切的关系。瑜伽的姿势练习可以使人体的各部位肌肉慢慢舒展开来，可以有效防止机体肌肉组织功能的下降，同时，有助于消除肌肉萎缩和关节僵硬，使练习者身体的柔韧性得到提高。因此，瑜伽具有健美体形的功能，可以使练习者的形体达到更完美的状态。

4.平衡机体内环境

人体是一个完整的生理系统，任何一部分发生变化都会影响到整个生理系统。生理学研究表明，人体的内分泌腺体的状态与人的行为、情绪以及心理状态有着直接的关系，即如果内分泌腺体失调，那么人的身心健康就会受到不良影响。

瑜伽练习可以调节人体的神经系统，进而调整人体的内分泌系统，能有效防止人体内分泌失调。瑜伽练习对人体腺体的轻柔按摩和刺激，有助于它们保持健康的状态，从而平衡机体内环境，防止机体内分泌失调。

三、瑜伽的需求层次理论

需求层次理论的核心是激励机制。在高校瑜伽教学中有机地引入该理论，能够对于学生的学习动机、学习理念、学习成效产生积极的影响。需求层次理论有利于激发学生学习瑜伽的兴趣，对促进学生身心健康、提高高校瑜伽教学效果具有极其重要的现实意义。

需求是人体内部因不平衡状态所引发的一种反应，是维持生命发展所必须具备的客观条件。在现实生活中，人的一切行为都是为满足某种需求目的所进行的。瑜伽是印度古老的能量知识修炼方法，集哲学、科学和艺术于一身，具有突出的塑身、健体、陶冶情操的功效。瑜伽被引入高校体育教学之后，便深受广大学生的喜爱，成为学生积极参与的体育活动。运用需求层次理论对瑜伽运动热兴的原因进行阐述与分析，目的在于了解瑜伽运动机理，掌握学生学习瑜伽的动机，为瑜伽教学在高校的健康发展提供理论依据与参考。

（一）需求层次理论的概念

需求层次理论是行为科学理论的重要组成部分，其创始人为美国心理学家亚伯拉罕·马斯洛（Abraham H. Maslow），因此该理论亦称为"马斯洛理论"。该理论按照由低到高的排列顺序，将需求划分成生理需求、安全需求、归属与爱的需求、尊重需求以及自我实现需求。其中，生理需求是最基本的需求形式，生理需求的满足是其他需求发展的基础，而生理需求在得到满足后，其激励性会逐步弱化；安全需求是其他需求得以发展的保障，人体的感受器官、效应器官、智能，以及人类所掌握的科学技术、在社会发展过程中所形成的人生观可以被视为寻求安全的重要工具；归属与爱的需求则是指人们对彼此间良性的人际关系与关怀的渴望，它与人的生理特性、经历、教育、宗教信仰具有直接的关联；尊重需求是指在满足归属与爱的需求以后，人们希望得到别人的尊重和认可，尊重需求的满足可以让人感到生活充满意义，体会到人生价值；自我实现需求则是需求的最高层次，能够有效促进人最大限度地发挥自身潜能。人作为一个完整的有机体，其人生观、价值观的实现，是以自我实现需求为发展原动力的。而这种原动力伴随着自我实现目标的不断提高，会对社会个体一生的发展产生深远的影响。

需求层次理论的实质是一种激励机制，在人们从原始的生存需求到安全需求、再到情感归属需求、最终实现自我表现需求的过程中，人的思维方式、行为理念、价值观、人生观会实现逐步的提高与发展。需求层次理论在促进社会整体与社会个体实现完美进化、不断发展的进程中，具有极其重要的导向与促进作用。在高校瑜伽教学过程中有机地引入需求层次理论，合理地运用其激励机能，有助于提升教学整体效果。

（二）需求层次理论对学生学习动机的影响

学习动机能够凸显学生在学习行为方面的价值取向，是学生制定学习目标的重要导向。学生刚开始学习瑜伽时，其学习行为完全是在好奇心驱使下进行的，此时的学习动机是满足自己的好奇心。而促使学生进行深入学习的手段在于激励机制的导入与运用，需求层次理论的核心理念在于激励与促进，其作用机理在于循序渐进、层层导入。因此，在瑜伽教学中引入马斯洛理论，能够对学生的学习动机进行有效的激励与促进，使学生由满足好奇心向满足自我发展需求转变，使学生能够在学习过程中有效地调整学习目标，实现由学习初期的了解向理解、掌握、运用等不同层次逐步发展。这对于学生理解瑜伽运动的机理、内涵、功效具有重要的现实意义。

（三）需求层次理论对学生学习理念的影响

学习理念是学生在学习过程中所持的观念，它对学生的学习行为有指导作用。学习理念的建立是一个不断发展、逐步完善的过程。随着我国教育改革的日益深入，全新的教育理念得以形成与发展，受此影响，学生的学习理念也在发生着相应的变化。这是一个逐步发展的过程，需要学生在教育改革理念方面由浅表的感官认识逐步转变为理性的感悟，进而达成学习理念适应性的有机转变。就目前而言，广大学生在确立瑜伽学习理念的过程中，急需一个具有正确导向作用的理论对他们进行有效的规范与引导，避免他们盲目确立学习理念，进而确保其学习理念具有正确的导向功能，能够在学习瑜伽的过程中发挥出强大的支撑与引导作用。而需求层次理论的引入，可以有效地将学生的学习理念引导成为适应瑜伽运动发展、满足学生自身需求、迎合社会对人才需求标准的、具有适用性的、全新的学习理念。需求层次理论的激励机制在此转变与发展的过程中具有主导性作用。

（四）需求层次理论对学生瑜伽学习效果的影响

学习效果是学生学习行为的价值最为直接的体现。在瑜伽学习过程中，学生的学习效果不仅仅表现为学生是否能够熟练地掌握瑜伽运动的基本技能，还在于学生是否能够切实体会与理解瑜伽运动所蕴含的内涵。因此，在瑜伽学习过程中，需要不断地提高学生对瑜伽学习的兴趣，让他们树立起通过坚持不懈的努力学习来切实把握瑜伽运动实质、感悟瑜伽运动精髓的信心。基于此，在学生学习的过程中建立有机的激励机制，对学生的学习行为进行有效的刺激显得尤为重要。由此可见，在高校瑜伽教学中，有效地引入需求层次理论，切实发挥其功能，对学生的学习行为进行理性的启发、规范与引导，促进学生对瑜伽运动的认识由表层的感官认识有机地转变为理性层面的有效认知，有效地调动学生学习瑜伽的积极性与自主性，促使学生不断自主地探求瑜伽运动的内涵，进而提高其学习成效。

（五）需求层次理论对促进瑜伽运动在高校普及与发展的影响

现阶段，瑜伽运动深邃的文化内涵与突出的健身功效已得到高校广大师生的普遍认同，成为广大师生乐于接受的体育健身项目。但是，瑜伽运动在高校的发展不能仅仅局限于对运动形式的推广，而更应强调对其重要哲学寓理的有效传承以及文化内涵的弘扬。这对高校瑜伽教学师资队伍的整体素质提出了更高的要求。因此，借助需求层次理论的引导，提高高校瑜伽教师的理论素养，提高教师队伍的整体素质水平，建立起循序渐进、逐步发展的激励机制，营造良好的外部发展环境，构建凸显适应性的理论导向体系，就成为极其重要的环节。这对于确保瑜伽运动在高校可持续发展会产生极其重要的影响，具体表现在以下几点：

第一，需求层次理论对瑜伽运动在高校的普及与发展具有重要的导向与促进作用，同时对学生学习瑜伽的动机、理念，以及学习效果都会产生积极的影响。

第二，在高校瑜伽教学中有机地引入需求层次理论，是适应现今社会发展需求，满足人才需求标准的重要举措，对高校体育教学的发展具有重要的促进作用。

第三，需求层次理论通过激励机制，能够有效地激发学生学习瑜伽的兴趣，提高其自主学习意识，这对其自身综合素质的提高具有重要的影响。

第二节　高校瑜伽教学的兴起原因和影响因素

随着社会的发展，工作、生活节奏越来越快，现代人心理和生理层面的压力不断增加。越来越多的人选择瑜伽这种慢节奏的运动方式。瑜伽运动能够全面发展身体，强化人体柔韧、力量、灵敏、平衡等素质，平衡身体各系统，有效改善健康状况。同时，瑜伽练习中调节呼吸、放松身心以及一些特有的修身养性的方法能缓解紧张，使练习者释放压力，获得心理健康。瑜伽这一项目非常适合大学生身心发展的需要，既能够满足大学生爱美、追求美的需求，又能有效调整他们的状态，使他们乐观向上，充满正能量。

随着高校体育课程改革的不断深化，高校体育要坚持"健康第一""终身体育"的主导思想，切实提高大学生的身心健康水平。2002年，教育部颁布的《全国普通高等学校体育课程教学指导纲要》提出了全新的课程理念和课程目标，要求建立大学体育的多种课程模式，允许学生自主选择学习内容，使学生的个性和能力得到发展，以促进学生终身从事体育运动。瑜伽作为新兴的运动项目走进课堂并深受学生的喜爱，对高校体育教师的整体业务能力、教学水平以及对课程体系研究方面提出更高的要求。

一、高校瑜伽教学兴起的原因

1.瑜伽运动在高校具有广大的适应人群

高校是为国家培养适用性人才的重要场所，是高知识人群的聚集地。与社会其他领域相比，高校在文化沉淀、知识结构、思维理念等诸多方面具有得天独厚的优势。瑜伽是当今社会热门的健身运动，在锻炼身体、陶冶情操等方面具有突出的功效。同时，瑜伽运动蕴含着深邃的文化内涵，其开展与普及对环境与氛围有一定的要求。高校是一个特殊的社会领域，其浓郁的文化氛围以及厚实的文化沉淀为瑜伽运动的普及与发展创造了有利条件。广大师生对事物有较高的理解与接受能力，善于运用自身的知识优势来透析瑜伽运动的深厚内涵与运动机理，把理论与实践有机结合起来，因而高校具备了学习、掌握以及传承瑜伽运动的便利条件。这种便利条件的存在，能够为瑜伽运动在高校的推广与发展提供保障，由此决定了高校具有庞大的开展瑜伽运动的适应群体。

2.瑜伽运动的健身功效能够为学生的自我全面发展提供保障

在我国社会快速发展的形势下，人才的需求标准已发生了全新的转变，传统的单一技能型人才已无法适应社会发展的形势，培养复合全面型人才就成为高校核心的培养目标。健康的体魄与良好的心态在综合素质能力体系中占有基础性地位，拥有强健的体魄与健康的心理是高校学生实现自身综合素质能力全面发展的先决条件。而瑜伽运动所具有的特殊效能，有助于学生身心健康发展。这主要体现为：高校学生在参与瑜伽运动的练习过程中，不仅能够提高体质健康水平，同时，还可以有效地缓解与释放学习压力，调整心态，放松情绪，使内心更加平和。这无疑会对高校学生的自我全面发展产生积极的促进作用。

二、高校瑜伽教学的影响因素

（一）高校瑜伽教师的教学能力有待提高

我国第一所专门的瑜伽学院是 2015 年建立的云南民族大学中印瑜伽学院。2017 年 9 月才开始面向全国招收瑜伽方向的本科生。现有的高校瑜伽教师大部分没有经历系统、专业的瑜伽培训和训练，他们在接受短期培训后就匆忙上岗，缺乏扎实的专业知识和技能。"瑜伽是 99%的练习加 1%的理论"，如果不养成坚持练习的习惯，就无法体会瑜伽的内涵。一部分教师对瑜伽的理解只停留在表面，教学内容单一，教学方式滞后，缺乏生动性，上课就像在背口诀。

（二）瑜伽教学课时有限，选修人数众多，学生不能充分感受瑜伽的魅力

目前，高校瑜伽教学的课程主要是以选修课或者俱乐部的形式出现。一学期只有 18 节课，课时安排较少，学生和教师的交流仅限于课堂。对那些想要充分地了解、掌握瑜伽的相关理论和运动技巧的学生来说，这样的教学课时是远远不够的。学生一方面出于对瑜伽的好奇心，想要尝试以前没有接触过的运动项目；另一方面认为瑜伽就是美丽、优雅、气质的代名词。再加上部分学生怕晒，喜欢选择室内的课程，因此选修瑜伽的人数众多。教师在上课的时候难以兼顾所有学生，不能及时纠正学生在练习中出现的错误，容易影响教学效果。

（三）瑜伽教学所需的场地和器材缺乏

不同的运动项目需要相应的场地和器材。目前，高校的体育教学设施可以适应基本教学的需要。但是，瑜伽运动有其特殊性，为保证学生安全练习，需要配备室内洁净场地和练习设备，如瑜伽垫、瑜伽砖、伸展带、抱枕等。场地和器材的缺乏会对瑜伽教学有所制约，也影响教学质量的提升。

（四）缺乏统一标准的瑜伽教材

根据调查，目前50%的高校没有统一标准的瑜伽教材。瑜伽教学缺乏系统的瑜伽课程教学大纲，教师在教学时存在很大的随意性。

（五）瑜伽教学的评价标准有待研究

从瑜伽专业的特点来说，瑜伽课程应重视学生的学习过程，重视学生的主观学习态度、学生的努力程度等。在进行教学评价的时候，教师应将定性评价和定量评价结合起来，并借鉴健美操、武术等的评价标准，从体能、瑜伽技能、情意表现等方面对学生进行评价。

第三节　高校瑜伽教学的内容和特点

本着"以人为本、全面育人、健康第一、终身受益"的体育教育理念，笔者通过查阅文献资料等方法，结合教学，对高校瑜伽教学进行思考，希望有利于教师更好地进行瑜伽教学，激发学生兴趣，提高教学质量，使学生终身受益。

目前，随着社会竞争日益激烈，生活节奏日趋加快，人们面临各种各样的压力，难免产生紧张、焦虑等负面情绪，这些负面情绪会影响人们身心健康和生活质量。瑜伽能够缓解压力，疏通筋络，放慢生活，可以使人获得内心安宁，认识自我，具有现代医学缺乏的优点，如无创伤、无药物副作用、老少皆宜等。大学生即将踏入社会，心智日趋成熟，往往比较注重自己外在的形体、举止等。另外，面对较大的学业和就业压力，大学生容易产生情绪波动。瑜伽课程通过调息练习、瑜伽体位、休息术、冥想等可以帮助他们有效排除毒素，消减多余脂肪，塑造形体，保持优雅体态，缓解压力，获得良好心态，还可以增强学生的社会适应能力，让他们更加乐观、自信。

一、高校瑜伽教学的内容

（一）准备活动

充分的准备活动是预防损伤的重要因素。准备活动包括各关节活动以及韧带的拉伸练习，练习时间一般为十分钟。

（二）呼吸练习

一般瑜伽呼吸方法有腹式呼吸、完全瑜伽呼吸法、单鼻孔呼吸法和单鼻孔交替呼吸法。师生通过呼吸练习吸进大自然的能量，呼出体内浊气。呼吸练习能改善人体呼吸系统机能，使人内心平静，促进身心健康。语音冥想呼吸练习时间可根据季节来调节。

（三）瑜伽体位练习

从瑜伽发展之初，就有 8 400 组体位法，经典瑜伽体位有 84 个。瑜伽基本坐姿有简易坐、莲花坐、至善坐、雷电坐、金刚坐等。瑜伽手印指的是"态度"或"手势"，能够反映人们的心情，是改变人们呼吸方式或意识状态的肢体语言。身心是一体的，思想会影响能量，而能量又反过来影响思想。瑜伽手印主要有智慧手印、双手合十印、大象神手印、放开的手印、土手印、能量手印、禅那手印、莲花手印等。

瑜伽拜日式是一个很好的瑜伽组合，也叫祈祷式、向太阳致敬式。它是瑜伽的一种练习方法，由十二个姿势组成，可用于热身，有利于舒展身体，平和内心。据说这是古印度人为感激太阳赐予人类光明和能量而创造的十二个姿势。所以，在进行拜日式练习时，心中要满怀感激之情。拜日式十二个姿势是合十冥想式、上行顶礼式、下行屈体式、后行仰首式、下行屈伏式、平行前伏式、五轮屈地式、平行屈地式、上行敬仰式、前行仰首式、回收屈体式和起身顶礼式。最后，礼敬合十结束。拜日式能促进血液循环、平衡身体各机能，调节内分泌，增强身体协调性。拜日式配合呼吸法能够让血液中的氧气发挥最大的活化作用，促进体内能量流动，缓解疲劳，增进活力，使人心情愉快，促进各脏器内的血液流动，更有效地燃烧热量，具有强化心、肺功能的效用。一般每节课练习5~8遍左右。

瑜伽体位动作丰富，有弯、转、扭等动作，这些动作都有助于按摩和滋养胰脏、肝脏、结肠等器官，有助于改善人体消化和新陈代谢。教师每学期应根据学生身体情况和兴趣爱好，适当地选取练习动作，所选动作的难度应适宜，运动量应适当。此外，教师要严格遵守瑜伽练习安全准则，时刻提醒学生：在能力范围内拉伸，不过度拉伸，要量力而行，要循序渐进，预防损伤。

（四）瑜伽休息术

一般在体位练习后，仰卧在垫子上。瑜伽休息术意指带着一丝觉知的睡眠。那是一种介于清醒和做梦之间的心智状态。练习瑜伽休息术时，练习者可以打开心智的更深层面。在这个瞬间，练习者的理性心智在运作，当练习者能够放松时，其心智的潜意识和无意识层面就会被打开。

（五）瑜伽冥想

瑜伽冥想可以消除内心障碍和缓解压力。瑜伽冥想有很多种，张慧兰在书中指出，瑜伽语音冥想是瑜伽的灵魂与核心。语音冥想虽然较简单，但效果很好。

此外，教师还应向学生介绍瑜伽理论，介绍瑜伽的起源与发展、瑜伽的分类、瑜伽练习的注意事项等，使他们对瑜伽有较全面、深入的认识。

二、高校瑜伽教学的特点

高校瑜伽教学强调的是锻炼大学生的身心协调能力，让大学生能够实现身心合一，这是瑜伽教学最本质的特点。瑜伽教学能够让大学生的体位、意志和呼吸达到有机的统一，从而能够让大学生的全身机能得到有效的发挥。由于瑜伽教学必须认真专注，因此瑜伽还能培养学生专注的心态，让他们从事每一项活动都能够聚精会神，凝聚精力，从而获得身心统一的健康状态。

作为一种心灵训练的方法，瑜伽的每一个动作和呼吸相协调，都是通过意志来实现的。瑜伽教学通过提升大学生的意志能够让大学生发挥自身的潜能，具备良好的心态，让他们在处理任何事情上都能够得心应手。在瑜伽练习的过程中，最重要的就是用呼吸进行身心的调节。通常在正常的生活中，呼吸节奏并不是十分明显。而在练习瑜伽呼吸的过程中，呼吸要具有明显的规律，即采用吸气—呼气，然后屏住呼吸，接着吸气—呼气，然后再屏住呼吸的方法。在这个吸气和呼气的过程中必须要求平缓，同时具有一定的规律和节奏，这样可以让瑜伽练习者呼吸到更多新鲜的空气，能够为身体提供更多的能量和活力。在呼吸结束以后就要屏住呼吸，这个时候就可以让呼吸到的新鲜空气进入到瑜伽练习者身体内的循环系统，让瑜伽练习者在呼气和吸气中体会到瑜伽练习的乐趣和意义，有利于瑜伽练习者的健康。

瑜伽练习者可以采用自由式的体位。练习瑜伽最重要的目的就是让瑜伽练习者放松身心，因此体位的选择可以根据练习者身体的不同采用不同的方法。瑜伽练习者可以利用瑜伽进行自省式的冥想，从而能够获得更加真实的感觉。由于瑜伽强调的是以静为主，因此一定要严格对照动作要求，让大学生将呼吸、伸展与放松融合在一起。在瑜伽练习过程中通常节奏比较缓慢，以静为主，因此瑜伽教学对大学生的运动来说是属于一种强度较小的有氧运动，大学生长期坚持瑜伽练习，能够塑造优美的形体，提升自身的健康水平。

第四节　高校瑜伽教学的意义和价值

随着经济、社会的发展，高校的素质教育受到越来越多的关注。高校大学生除了要学习好专业知识，还追求健康和美。瑜伽是一种古老的健身艺术，现在已经成了高校体育教学中的一个主要项目。瑜伽能够促进大学生的身心健康，提升他们的交往能力。

改革开放以后，现代瑜伽传入我国，成了大家非常喜爱的一种健身项目。高校培养的人才未来要担负起社会主义现代化建设的重任，他们不但要具有丰富的科学文化知识，而且要有强健的体魄。现代大学生对健康和美越来越重视，因此瑜伽课程也成了高校体育教学中很多大学生喜爱一门课程。瑜伽练习有助于学生的身心健康，能够让大学生的身心得到协调和统一，能够缓解大学生的心理压力，调节他们的情绪；同时，瑜伽练习也能够更好地塑造大学生的形体。因此，瑜伽教学对于大学生具有很高的价值，对于深化高校体育课程教学改革具有重要的意义。

一、高校瑜伽教学的意义

随着瑜伽运动被越来越多的人认识与推崇，我国众多高校也开始将其引入教学中，丰富体育教学内容。高校将瑜伽运动中的体位法、呼吸法与冥想三部分内容充分融入体育教学内容中，以增强学生身体素质，提高学生心理素质，达到促进学生身心健康全面发展的目的。

将瑜伽运动引入高校体育教学中具有非常重要的意义，尤其是对于推动高校体育教学改革方面具有无比深刻的意义，主要表现在以下几个方面：

第一，与终身体育教育理念相符合。瑜伽运动由于其自身的特性与优势，因而深受广大学生群体的欢迎与喜爱，并且在高校体育教学中具有比较显著的效果，有利于学生终身体育意识的培养，因而与教育部所提出的终身体育教育理念相符合。另外，学生通过对瑜伽运动的学习，一方面，能够增强自己的身体素质；另一方面，能够净化自己的心灵，提升自己的修养，从而有利于形成正确的人生观、价值观与发展观。这有利于促进高校体育教学改革工作的进行。

第二，丰富了体育教学内容。大多数体育运动都具有较强的竞技性和对抗性。为了战胜对方，最终赢得比赛，进行超负荷的训练在很多体育运动的学练者身上都十分常见，这样做虽能提高运动技能水平，但会在一定程度上损伤身体，不利于心理健康的发展。在高校体育课堂上，虽然体育教学的内容不断充实，却依然未脱离传统竞技体育教学模式，缺乏终身体育意识，忽视了学生个性化与爱好，影响了体育教学质量。相比之下，瑜伽练习则是更多地面向自己，瑜伽本身就是一项战胜自己、净化自己的过程。瑜伽动作缓慢而优雅，呼吸慢而放松，心灵也随之变得放松，且瑜伽运动符合学生心理需求，能够调动学生积极性。在高校体育中引入瑜伽运动，丰富了传统竞技体育中存留的缺陷，符合当代大学生追求，为体育课堂注入活力，推动了高校体育的教学改革。

第三，满足了不同层次的锻炼需求。在高校体育课堂上，瑜伽教学对自身极限的追求，满足了学生对锻炼的不同需求，提高了学生身心健康。首先，在学习并练习瑜伽时，学生在锻炼的过程中，人体机能逐渐调试到最佳状态。同时，瑜伽运动能够将人体脂肪进行分解，排除学生身体毒素，培养学生绿色饮食观念，塑造完美身形，促使人体健康、身体灵活柔韧。其次，瑜伽运动是一项静心运动，在练习过程中，学生意志力有效集中，心灵进入安逸、宁静状态，逐渐消除学生紧张情绪，培养学生心理素质。由此可见，无论学生追求的是身体健康，还是塑造体型，瑜伽都能够满足学生的需求。

第四，学生通过对瑜伽课程的学习可以增强身体素质。体位法课程是瑜伽教学中非常重要的一部分内容，该课程主要教授学生瑜伽运动的基本体位动作，柔美的运动形式能够有效帮助学生锻炼身体协调能力，增加学生身体的柔韧性、平衡性等，从而增强学生的身体素质。瑜伽的呼吸法训练能让学生掌握正确、科学的深呼吸方法，能最大限度地将氧气吸到肺部，对身体健康非常有益处。

第五，学生通过对瑜伽课程的学习能够有效提高心理素质与社交能力。冥想也是瑜伽运动中的一个重要环节。学生通过冥想可以使自己放松身心，缓解压力，通过与自然的心灵交流来缓解自己的紧张情绪。从更深层次的角度讲，瑜伽课程能够帮助学生净化心灵，从而有利于促进学生心理健康发展。同时，大学生处于社会发展前沿，接受能力较强，思维活跃，对新兴运动积极性较高。而在学生参与瑜伽练习时，不仅美化了学生体形，提高了学生气质，还为师生之间、同学之间的交往提供了空间与时间，提升了学生社交能力。

瑜伽运动起源于古印度，是一种融合了体操、舞蹈等众多体育因素的运动项目，在传入中国后迅速与我国传统的太极、中医等文化因素相结合，逐渐成了具有我国特色的运动项目。长期以来，高校体育教学面临教学内容单一的困境，在高校体育教学改革的风潮中，引入瑜伽运动能够极大地调动学生的学习兴趣并迅速在大学生中流行开来。

二、高校瑜伽教学的价值

（一）增强人体健康的价值

以前，人们对健康的理解始终停留在一个狭隘的层面，那就是没有疾病。随着经济、社会的不断发展，人们对世界的认识不断发展，对健康的理解也逐渐深化。在西方科学技术向中国传播的过程中，西方先进的科学理念也传入了中国。人们挖掘出了健康在心理方面、情感价值方面、道德观念方面的价值。现代的健康观念是将躯体、精神和社会统一起来的健康观。相对原来而言，它是更广义上的健康观念。

1.瑜伽对运动系统的作用

大学生在瑜伽练习中可以使自己的身体机能得到发展。具体来说，大学生在瑜伽练习中所做的伸展动作能够使肌肉得到拉伸，增加肌肉的弹性，有效防止肌肉的萎缩。同时，大学生在瑜伽练习中还可以提高自己关节的灵活性和稳定性，有效改善自身的柔韧性。另外，瑜伽练习可以让大学生的身体变得更加协调，还可以增加体态的美感。

大学生的平衡能力也可以通过瑜伽练习来提高。瑜伽中有很多动作姿势是可以发展大学生的平衡能力的，大学生通过练习这些技术动作，能够有效增强自己身体的灵活性和平衡感。

2.瑜伽对呼吸系统的作用

瑜伽练习对大学生的呼吸系统有明显的改善作用。因为在瑜伽健身的过程中，必须要进行有规律的呼吸，只有这样，呼吸肌的力量才能增强，肺活量才能增大。可以说，瑜伽练习对呼吸的要求是极为严格的。

瑜伽的呼吸方式是保持吸气和呼气的平衡，它能够改变人的习惯性的、较浅的呼吸方式，改善人体的不健康的呼吸状态，保证呼吸的畅通。

瑜伽主要使用的呼吸方式包括口式呼吸、腹式呼吸、胸式呼吸、完全的呼吸等。这些呼吸方式可以有效帮助人们排出身体的"垃圾"，及时清除肺部的"杂物"。例如，在瑜伽练习中，向贴近脊柱的方向收腹被称为收腹收束法，这是吸气的一种方法。在吸气过程中，控制腹壁是使胸腔容量最大化从而增强肺部功能的最有效的自然方法。

大学生通过学习相应的瑜伽动作，可以有效排出身体中的一些毒素和杂质，提高自身的免疫力，有效预防呼吸道的相关疾病。其具体的作用主要体现在以下几个方面：

（1）呼吸肌的力量增强

瑜伽练习对呼吸的要求是极为严格的，有规律的呼吸方式能够有效增强呼吸肌的力量，提高呼吸的功能。呼吸肌力量的增强能使人体呼吸的深度增加，使肺活量扩大，使人体内的气体交换更加充分。调查显示，常人的呼吸差约5~8厘米，而经常参加瑜伽锻炼的人，呼吸差可达到9~16厘米。

（2）呼吸方式得到改善

在日常生活中，人们的呼吸较浅，呼吸频率相对较大。瑜伽运动练习能够使得人体的呼吸效率增加，瑜伽运动中的呼吸方式更加有助于人体的健康发展。

（3）肺活量增大

人们进行瑜伽练习时，可以使用多种呼吸方法调节体内的气体，呼吸越深，则体内气体交换得就越充分，在这样有规律的呼吸活动中，肺活量也将逐步增大。

此外，大学生在瑜伽练习的过程中，还要注意营养的合理搭配。辛辣、冰凉的食物都不宜多吃，以免刺激呼吸系统。瑜伽运动中的这些呼吸方式以及练习者的良好饮食习惯能够有效预防常见的呼吸系统疾病，最终达到强健身心的作用。

3.瑜伽对神经内分泌系统的作用

神经内分泌系统是神经系统与内分泌系统的统称。神经系统能够根据环境的变化和人体自身的反应进行调节。一旦神经系统受到刺激，体内就会产生一些分泌物来对其进行调节，这样身体的功能就会受到影响，产生不适应甚至是疾病的现象。瑜伽练习可以刺激副交感神经，使神经系统得以平静。

当然，神经系统的控制和调节作用必须在其他器官的相互配合下才能完成。瑜伽练习对神经内分泌系统的促进作用表现在以下几个方面：

（1）促进脑组织的血液循环

血液循环为人的大脑提供氧气。一旦大脑中的氧气供应不足，大脑就会进入缺氧状态。人在这种状态下，无论是理解能力还是记忆能力都是极差的。

瑜伽练习可以有效改善大脑缺氧的问题，有效改善脑组织的血液循环，保证大脑氧气供应的充足，提高大脑的活动效率。

(2) 改善中枢神经系统的整合功能

中枢神经控制着人体的各项活动，一旦中枢神经的功能出现紊乱，人体的活动就会出现这样或那样的问题。瑜伽练习能够增强中枢神经的功能，反射中枢之间和反射弧之间各环节联系的建立也得以加强和巩固。在这种情况下，神经系统的灵活性和平衡性就会增加，人会因此而变得更加敏捷。

(3) 平衡内分泌系统

瑜伽健身练习能够有效调节内分泌系统，使身体的各项器官处于一个相对平衡的状态。

①它能够有效调节激素的分泌，使肾上腺、脑垂体、甲状腺等腺体能够正常分泌相应的激素。

②瑜伽健身练习要求学生有科学合理的生活习惯，这会对身体各器官和系统功能的改善起到重要的作用。

瑜伽练习对人神经系统的作用要经过很长一段时间才能看出来，它不像西药那样很快就能见效。有关的调查表明，瑜伽练习通过对人体器官的刺激，对通常情况下的内分泌功能障碍能起到调节和改善的作用。

4.改善消化系统

消化系统由消化管和消化腺两部分构成。消化管由口腔、咽、食管、胃、小肠（十二指肠、空肠、回肠）和大肠（盲肠、结肠、直肠）等一系列器官构成。消化腺分为大消化腺和小消化腺。大消化腺有腮腺、下颌下腺、舌下腺、肝和胰等；小消化腺位于消化管各部的管壁内。这些消化腺均借助导管将相应的分泌物排入消化管中。

消化系统对人体营养物质的吸收起重要的作用，最终为人体的生理活动提供必要的营养和能量。在当今的许多高校，由于学校的上课时间相对自由，很多大学生没有把饮食当成一回事，经常吃饭不规律，这导致了各种各样的消化系统疾病。大学生的消化系统一旦出现问题，他们身体内部的环境就会遭到破坏，进而对他们的身体健康产生极大损害。

消化系统受神经系统的控制。大学生在学习瑜伽课程之后，能够有效增强神经系统的功能，进而改善消化系统的环境，使自身的肠胃功能得到改善。瑜伽动作中的各种扭转和挤压姿势，可以促进肠胃的蠕动，增强其消化和代谢作用。瑜伽动作对腹肌可以起到按摩的作用，增加腹肌的力量，缓解腹肌松弛造成的便秘等症状。

5.调节心血管系统

心血管系统由心脏、血管和血液共同构成，它们共同实现了人体中营养物质和气体的输送。心脏为血液流动提供动力，血管遍布全身，血液在血管中流动。血液一方面为人体输送营养物质，另一方面又将人体内的代谢废物通过一定的方式排出体外。

瑜伽练习能够对血液循环起到调节和改善作用，它是通过调节中枢神经来实现的，这是因为中枢神经控制血液循环。同时，瑜伽练习还能够保持血管的弹性和张力，清除血管壁上的积累物，从而使人体血压保持稳定，预防相应的心血管疾病。

瑜伽练习对人的心脏功能也能起到很好的调节作用。长期进行瑜伽健身的人，心肌收缩能力较强，每搏输出量较大。在安静时，他们的心率较低；在激烈运动时，他们心跳的频率和血压的变化也比一般人小。据相关研究表明，瑜伽运动可以用来治疗心律不齐的患者。

要想取得良好的瑜伽练习效果，练习者在练习时必须要做到心身合一。有规律的呼吸，保持血液、血压的平衡，合理的饮食都是瑜伽练习者应该注意的事项。除此之外，血压不平衡的瑜伽练习者要注意正确选择瑜伽姿势。轻度高血压患者应该选择一些幅度较小的姿势动作，使自己的心跳、血压保持一个相对平稳的状态；低血压患者应该选择"立肩的姿势"，这样会更有利于他们的恢复。

6.预防和治疗生殖泌尿系统的疾病

生殖系统是人类产生生殖细胞、分泌性激素以及繁衍后代的系统。它由两部分组成，即主性器官和副性器官。泌尿系统由四个部分构成，即肾脏、输尿管、膀胱和尿道，它的主要功能是将人体的废弃物，如衰老细胞形成的废物、营养物质的代谢产物、人体摄入的多余物质等排出体外。除此之外，泌尿系统也对血液具有调节和改善作用。泌尿系统可以反映人体内的环境，若泌尿系统正常，则说明人体内的环境相对稳定，身体内的水分和电解质也相对平衡。

瑜伽练习对生殖泌尿系统的常见疾病能够起到一定的预防和治疗作用。例如，瑜伽"扭转姿势"可以治疗膀胱炎；瑜伽"弓的变形姿势"可以预防子宫癌。

（二）增强心理健康的价值

随着社会的快速发展，越来越多的人在心理上出现了这样或那样的问题。大学生由于处在学校向社会的过渡时期，加上心智的发展并不完全成熟，更容易出现心理方面的问题。因此，在高校进行心理健康教育是十分重要的，而瑜伽练习对于缓解人的心理压力能够起到良好的效果。因此，瑜伽课程在高校的普及具有重要意义。

1. 有利于提高大学生的认知能力

认知能力是指一个人能够正确地评价和认知自己的能力。大学生的认知能力越强，则对自己的行为意识和控制能力就越强。

瑜伽练习在调控人的意识和行为方面具有重要作用。长期进行瑜伽练习能够促进人体感觉和知觉能力的发展，提高自我认知能力，不断完善对自我的认知评价。

身体自尊是指个人对自己身体条件各方面的满意程度，它是自尊的重要组成部分。大学生如果对自己的身体条件不满意，就会产生焦躁和不安全感，甚至出现抑郁的情况。瑜伽可以有效塑造人的形体，增强人们的自信心，提高人们对自己形体的满意程度，进而提高身体自尊。

2. 有利于大学生获得良好的情绪体验

每个人都是有情绪变化的，不同的情绪对人的身体机能会产生不同的影响。良好的情绪会使人处于积极、兴奋的状态；不良的情绪会使人陷入悲观、绝望的境地。

瑜伽练习在调节人的情绪方面有重要作用，能够使人的不良情绪得到改善。相关的科学研究表面，瑜伽练习能够改善人的知觉，减轻人的精神压力，增强人的自信心，增加人的活力。在瑜伽练习中，一些改善人心情的物质得到释放，如内啡肽和血清素等。这些化学物质的释放能够有效缓解练习者焦虑、紧张的情绪，提高他们在应激情境下的反应能力，使练习者获得良好的情绪体验。

3. 有利于大学生形成良好的意志品质

意志品质是对一个人稳定行为的概括，包括人的自觉性、自制力、果断性以及顽强、独立等。人的意志是可以通过体育运动来塑造和培养的。例如，长跑运动可以使人变得坚韧、顽强；武术可以使人变得果断、勇敢。

瑜伽需要练习者很好地控制自己的情绪和饮食习惯。在瑜伽练习过程中，练习者通过克服各种障碍因素，能够逐渐形成自信、坚毅的心理品质。

4. 有利于大学生消除心理障碍

现在的许多大学生是家里面的独生子，被父母宠爱着。进入大学之后，他们远离父母，不适应新的朋友和新的生活环境，容易产生悲观、孤独、失望、焦虑的情绪，严重时还会出现一系列的心理问题。

瑜伽运动对调节大学生的情绪可以起到积极的作用。大学生通过瑜伽练习可以进行一定的自我控制，有效调节自己的情绪。另外，瑜伽练习有利于消除长期处于学习压力下的大学生的心理障碍，并且能提高他们自我调整的能力。

瑜伽运动中一些独特的呼吸方式能够给人以良好的体验。多种呼吸方式的互相配合能够使人肺底的淤积之气彻底排出，给人体增加新的能量。同时，瑜伽轻松撑拉和扭转的练习姿势能有效帮助练习者在流汗的状态下改善身体素质。

此外，瑜伽的休息术也是独一无二的，练习者可以快速进入放松状态，缓解心理压力和负面情绪。这对学习压力较大的大学生来说是十分有益的。

5.有助于大学生的智力发展

大学生面临着繁重的学业，他们必须要花大量的时间学习相关的理论知识，因而他们每天都要进行较长时间的脑力劳动。一旦脑力劳动达到一定程度，大脑就会处于疲劳状态，这时就需要通过一些方式让大脑放松下来。对大学生来说，运动锻炼就是最好的方式。锻炼可以有效促进人体的血液循环，补充大脑需要的氧气，从而促进大脑的开发和利用。有规律地进行瑜伽练习可以提高人的智力水平，主要表现在以下几个方面：

（1）消除大脑疲劳

在长时间的学习之后，大脑进入疲劳状态。此时，大学生可以通过瑜伽练习来缓解脑力劳动产生的疲劳。因为瑜伽运动能够有效刺激运动中枢神经，使大脑得到相应的休息。

（2）提高脑力劳动效率

瑜伽运动可以促进血液循环，保证脑部的氧气供应，从而提高大脑的工作效率。另外，瑜伽运动在一定程度上能够激发人的灵感，这也可以说是对大脑工作效率改善的表现。

（3）能使人集中注意力，能增强人的短期记忆能力

瑜伽运动要求人的注意力高度集中，这有利于人们对注意力的培养。瑜伽运动能够促进大脑血液循环，为大脑提供充足的氧气，使大脑处于灵活的状态。因此，对于记忆力较差的大学生来说，瑜伽运动是其提高记忆力的良好选择。除此之外，生理学研究表明，瑜伽运动对人大脑的刺激作用效果显著，有助于人脑潜力的开发。

6.有利于促进大学生人际关系的和谐

大学生来自不同的地区、不同的家庭，他们在不同的环境下成长，有不同的生活习

惯，因此同学之间的相处就成了他们进入大学校园面临的第一个问题。一些大学生性格内向，不善于与他人交流，很容易产生一些心理问题。

瑜伽课程是以训练班的形式展开的，它为不同性格的大学生提供了交流平台，有助于人际关系的培养。同时，瑜伽健身运动能够培养人恬静、平和、柔美、优雅的气质，而这种气质能使人具有天然的亲和力，能够促进人与人之间良好关系的发展。

（三）瘦身美体的价值

瑜伽运动最显著的功效就是可以瘦身美体。在大学校园里，许多大学生对自己的形体不满意，尤其是女生。他们试图通过一些方法来塑造完美的体形，但结果都并不理想。其实瑜伽运动在瘦身美体方面就能起到很好的功效，只是需要人们长期的坚持才可以。

1.瑜伽健身练习的瘦身效果

（1）瑜伽瘦身原理

①瑜伽的呼吸瘦身原理

瑜伽中所使用的呼吸方法是独一无二的，它能促进人体的血液循环，为人体提供充足的氧气，使身体的各个系统都始终保持活力。

在瑜伽练习的过程中，人的呼吸较为平静，人脑的兴奋度处于一个较低的水平，它可以减少练习者对饮食的欲望，避免练习者过量饮食。同时，瑜伽的呼吸方法还能增强肠胃蠕动的功能，有效防止便秘。

②瑜伽的体位瘦身原理

体位动作练习是调动全身肌肉群的活动方式。在瑜伽健身的过程中，各个部位都能得到有效的活动，因而各个部位的脂肪也能得到一定程度的消耗。瑜伽健身练习以有氧代谢为主，机体产生的乳酸较少，练习者能够长时间进行练习，从而消耗身体中更多的热量。除此之外，长期练习瑜伽的拉伸动作，可以使肌肉适应身体变化的需要，使肌肉体积变小，所以在总体上就会呈现瘦身效果。

③瑜伽的冥想瘦身原理

瑜伽健身中非常有特色的一项活动就是冥想。冥想主要是通过调节神经系统来完成的。练习者进入冥想后，全身处于放松的状态，呼吸节奏由原来的短浅变得深长，血氧饱和度升高，血压也在下降，体内的脂肪和能量被消耗，从而达到瘦身的效果。

（2）瑜伽瘦身效果

瑜伽练习者的瘦身途径主要包括两个方面，即修身和修心。

①通过修身达到瘦身效果，具体如下：

第一，瑜伽对练习者内分泌腺的影响。人体器官的运行离不开腺体分泌的荷尔蒙。荷尔蒙对器官的运行会产生重要的影响，它控制身体的消化功能、身体的活力、身体的水分等。一旦人的腺体功能出现异常，人体内的器官就不能正常运行，甚至会出现一些疾病。瑜伽动作能够很好地调节腺体的分泌，增强肠胃蠕动的功能，使消化系统充满活力，促进体内食物热量的消耗。

第二，瑜伽对练习者体能的消耗。反复做瑜伽运动中的一些动作（如拉伸、弯曲、扭转等），会消耗人体大量的脂肪，达到瘦身的效果。

第三，瑜伽对练习者饮食的控制。瑜伽运动对练习者的饮食有严格的要求。瑜伽练习者是不能吃肉的，他们提倡"素食主义"的养生观念，认为这样是可以排出体内有害物质的。"吃素"能减少瑜伽练习者体内的脂肪堆积，从而达到瘦身的效果。

②通过修心达到瘦身效果，具体如下：

瑜伽健身是要求身心合一的。练习者不仅可以通过瑜伽动作锻炼身体的各个部位，还可以通过调节自己的呼吸、调整自己的心态使自己心情舒畅，达到平心静气的目的。

总之，瑜伽的体位练习能使人身体的各个器官协调发展，使人的心情变得平静，使人合理地控制饮食，还能使人修身养性，从而达到瘦身的效果。

2.瑜伽健身练习的美体功效

（1）形体可塑性的理论依据

瑜伽健身练习对人体骨骼、肌肉和皮下脂肪等的内部构成成分起到一定的调节作用，使其向着合理化的方向发展，从而达到美体的功效。

①肌肉的可塑性。人体的肌肉是可以通过力量训练来塑造的。定期拉伸肌肉可以使肌纤维增粗，肌肉块增大；相反，肌肉则会变小。

②骨骼的可塑性。人体骨骼有两种生长方式，即膜内成骨和软骨内成骨。

膜内成骨是指骨组织直接从胚性结缔组织膜内形成。膜下的成骨细胞不断产生新的骨质，使骨逐渐加厚，促进骨折后的愈合和再生。

软骨内成骨是指骨组织在软骨逐渐被破坏的基础上缓慢形成。人在发育成熟之前，长骨两边的骺软骨就会不断骨化，长骨就会不断生长，人就不断长高。一旦软骨停止骨化，人的身高就基本上不会再变了。

③皮下脂肪的可塑性。皮下组织存储的脂肪具有可塑性。人体内过量的脂肪都存储在皮下组织中，这会导致肢体围度增加。如果加强锻炼，体内的热量消耗就会加大，皮下脂肪的储存量就会减少。

由此看来，形体训练能够减少皮下脂肪，促进骨骼的生长发育，使肌肉的线条更加清晰流畅。这三方面的变化能使人体的外形得以改变，最终实现美体功效。

（2）瑜伽的美体功效

①瑜伽体位的美体功效。瑜伽的体位练习是针对身体某一部位而进行的练习。通过特定的姿势，充分利用呼吸和冥想来感受这一部位，使身体的脂肪加速燃烧，从而达到美体的功效。

②瑜伽调息的美体功效。瑜伽对人体呼吸有着极高的要求，深呼吸是进行瑜伽活动最基本的前提。有规律的呼吸不仅可以帮助人们排出身体内的废气，促进新陈代谢，而且能使人体的内脏得到"按摩"，消耗掉多余的脂肪，达到美体的目的。

③瑜伽冥想的美体功效。冥想可以使人处于一种完全愉快、放松的状态。这种状态是有利于人们瘦身美体的。

④瑜伽饮食的美体功效。首先，瑜伽练习者不提倡吃肉，这有效地控制了人体对热量的吸收。而素食中的纤维体积较大，人很快就容易产生饱腹感。

其次，瑜伽禁食法（一日断食法）有助于练习者清除体内的垃圾，改变了他们的饮食结构，从而影响他们的饮食习惯，最终达到瘦身美体的功效。

（四）提高社会适应性的价值

瑜伽健身练习对人的社会生活产生了重要的影响，包括影响人的社会心理、生活方式以及生活习惯等方面。大学生最终也是要从学校走向社会的，因此高校开设的瑜伽课程对即将进入社会的大学生来说具有重要的指导意义。

1.瑜伽健身练习与社会心理

良好的道德和心志是瑜伽健身练习的基础。瑜伽运动要求练习者对自己的思想和行为进行一定的规范。因此，高校开设的瑜伽课程对大学生的思想和行为也能起到一定的约束作用。

大学生在进行瑜伽训练时，要想使自己的身心得到健康的发展，就必须做好以下几个方面的内容：

（1）知足

瑜伽练习者的心态应该是平静的，"不以物喜，不以己悲"。只有以平静的心态对待人和物，练习者才能把自己的情绪控制在一个稳定的状态。例如，大学生不应该把自己在学校的成绩看作自我评价的唯一标准，否则就容易出现自我膨胀或情绪低落的状况。大学生如果对自己取得的成绩不满意，就很有可能对成绩好的同学产生嫉妒之情，自己的心理很容易在对比中发生扭曲。值得一提的是，知足并不意味着维持现状，大学生应该在知足的基础上，不断地完善自己。

（2）清净

这里的清净包括内在和外在两个方面。内在的清净是指瑜伽健身者的呼吸器官、内脏器官以及体液、精神等方面的清洁；外在的清净主要是指身体的清净。大学生在清净的状态下，才能有健康的身体，才能保持阳光、青春的活力。因此，高校开设的瑜伽课程对大学生修身养性起到了非常重要的作用。

（3）苦行

苦行主要是提倡瑜伽练习者要有吃苦的精神。吃苦精神对于大学生来说也是非常重要的。现在的大学生基本上是在家人的极度关怀与宠爱之下长大的，很多学生不具备吃苦精神，这对他们进入社会是极为不利的。不能吃苦、害怕困难与挫折都会使他们在社会上难以立足，甚至在严重的情况下，他们还有可能走上犯罪的道路。

（4）自省

"吾日三省吾身"，大学生在学校应当对自己的言语、行为进行及时回顾。好的行为习惯要保持，不好的行为习惯要及时改正。大学生要不断完善自己的言谈举止，为进入社会后树立良好的形象、维持和谐的人际关系奠定坚实的基础。

总而言之，瑜伽课程深化了大学生对健康的认识和了解，使他们能更好地把握自己，控制自己。心理方面的锻炼对大学生来说尤其重要，这对他们步入社会和调节自己具有非常重要的意义。

2.瑜伽健身练习与生活方式、行为习惯

前文已经阐述过瑜伽对人身心健康发展的重要性。其实，除此之外，瑜伽对人的行为方式和生活习惯也会产生较大的影响。大学生在练习瑜伽的过程中，应该注意调整自己的行为习惯和生活方式，使其合理化。

根据施化难陀大师的归纳，瑜伽运动对人们生活习惯、生活方式的影响主要表现在以下几个方面：

①饮食：能够合理科学地进食，不浪费食物。

②提升内心：能够使用积极的语言，保持积极心态。

③善行：多做善事。

④梵行：尊重自己的行为。

⑤交友：选择良友，摒弃损友。

⑥说话：要说真话，说鼓励他人的话，不要恶语伤人。

⑦独立：不要对别人形成依赖。

⑧自省：对自己一天的行为进行反思。

⑨担当：敢于对自己的言行负责。

⑩信仰：牢记自己信奉的真理。

施化难陀大师的这些归纳，适用于每一个瑜伽练习者，当然也适用于练习瑜伽的高校大学生。虽然他们在日常生活中对以上的十条规则并不能一一遵从，但是瑜伽练习确实对大学生走向社会、融入社会具有重要的意义。瑜伽运动能够让大学生逐步养成良好的生活习惯，提高他们的生活质量，帮助他们更好地实现人生价值。

第五节　高校瑜伽教学的原则和策略

一、高校瑜伽教学的原则

（一）科学性原则

教师在选择瑜伽教学课程内容的时候，一定要遵循科学性的原则，从实现学生身心全面发展的目标出发，为学生安排那些能够提升身体素质和心理健康水平的教学内容。在现代社会，瑜伽已经不是一种宗教修炼方式，而是一种身心锻炼方法。教师在安排课程的时候，要选取合适的教材，编写合适的教学进度和目标，使教学过程科学合理。教学过程中，教师的示范动作要科学和规范，这样才能让学生学到准确的瑜伽动作，提升瑜伽锻炼的效果。

（二）完整性原则

瑜伽是一种系统性强的锻炼项目，它的许多体式是具有连贯性的。教师要从整体出发，为学生安排综合性强的课程内容。教学课程应该由浅入深，让学生从简单的锻炼入门，不断掌握更多的瑜伽知识，慢慢地在大脑中构建瑜伽系统框架，逐渐理解和掌握瑜伽的本质。教师要遵循完整性原则，不可使课程内容杂乱无章，否则学生的心态也会变得不稳定。

（三）针对性原则

为了使教学锻炼更加有效，教师必须要遵循针对性原则，也就是因材施教。每个学生的身体素质都是不同的，也具备不一样的运动能力。教师在安排教学内容的时候，要按照学生的实际情况，针对特定的学生，挑选合适的教学内容，最大限度地满足学生的身心需要。在高校进行瑜伽教学是为了促进学生的身心健康，教师要从学生的身心水平出发，采取针对性原则，提升教学的质量。

（四）实用性原则

教师要时刻保持初心，不能够忘记高校开设瑜伽课程的最初目的，要从促进学生身心发展出发，坚持实用性原则，选择实用性较强的锻炼内容，使其符合学生的实际需求和教学目标的需要。教师在瑜伽教学中要注意让学生学以致用，让学生在享受瑜伽健身的同时，能够受益终身。在丰富的瑜伽教学内容中，教师要结合学生的学习兴趣，选择那些实用性强的内容，使瑜伽教学产生良好的效果。

二、高校瑜伽教学的实施策略

（一）优化高校瑜伽教学课程

高校瑜伽课程关系到学生的身心健康，因此为了更好地提升大学生的身体素质，教师要不断地优化高校瑜伽教学的授课方式和评价机制，不断提升瑜伽课堂教学的质量，吸引更多的大学生参与到高校瑜伽课程中来。高校要安排好瑜伽课程的选课方式、选课人数、上课的地点，根据大学生的身心特点科学合理地编排教学内容。高校可以在学校的微信公众平台上或者在学校的校园文化中宣传瑜伽教学的一些信息，激发大学生学习瑜伽的兴趣。在瑜伽课程教学过程中，教师不仅要教会大学生一些瑜伽动作，而且要把瑜伽的饮食和生活方式等相关内容融入瑜伽教学当中。除此之外，教师还要给学生讲述瑜伽最新的发展动态，让大学生真正能够通过瑜伽课程认识瑜伽、了解瑜伽、发现瑜伽的价值，从而让更多大学生喜欢瑜伽这门课程。

（二）优化教学内容和考核机制

在高校的瑜伽教学中，教师要积极借鉴拉丁舞和健美操等一些比较成熟的课程经验，不断丰富瑜伽教学的内容。对于瑜伽教学的大纲制定、教学进度安排、瑜伽教学的方法及推广策略等，教师都要结合大学生学习的特点来展开，从而推动瑜伽教学不断走向正规化。在教学中，教师要不断提升大学生的瑜伽技术能力，积极探索新的瑜伽教学方法。比如，可以采用分组练习的方法，让组内部分学生先进行练习，让其他学生在旁边观察，这有助于学生发现问题并及时更正，从而实现共同进步。这样不但有利于瑜伽动作质量的提升，而且有利于提升大学生解决问题的能力，培养大学生的团队合作精神。教师对于瑜伽技术的考核不能仅仅停留在瑜伽技术动作的完成水平上，同时还要考核学生把瑜伽理论应用到瑜伽动作的实践能力和创作编排能力，考核机制要有利于提升学生的瑜伽素养。

随着大学生对于健康和美的追求不断增强，瑜伽教学也受到了越来越多大学生的欢迎。作为一种比较柔和的健身运动，瑜伽对大学生的健康具有积极的促进作用，让大学生的呼吸、意志和形体三者和谐统一，更好地促进了大学生的心理健康。在瑜伽教学中，教师要不断创新教学的方法，激发大学生学习瑜伽的兴趣，提升其主观能动性，让瑜伽运动在高校体育教学中得到最大程度的推广。

第六节　高校瑜伽教学可持续发展

一、影响高校瑜伽教学可持续发展的因素

（一）瑜伽教学的指导思想及观念意识

1.瑜伽教学指导思想界定模糊

体育教学指导思想是指对体育教学活动起导向作用的基本观点与认识，它反映了特定时期内社会对人才培养的规格与要求。长期以来，"体质教学论"和"技能教学论"两种观点一直存在并影响着高校体育的开展。瑜伽在高校体育课程中尚处于探索性实践阶段，在实施过程中这两种观点或多或少会影响教学的开展，甚至使瑜伽教学偏离国家对学校教育所提出的"健康第一"的指导思想。

2.瑜伽教学的观念与意识有悖于学生体育意识的基本特点

大学生在体育知识、体育情感、体育意志、体育评价等方面已具备一定的能力、态度及意识，具体表现如下：①体育意识趋于个性化——锻炼目的多样性；②体育需求意识日趋强烈——兴趣、参与程度和关心程度不断提高；③体育意识更趋实用性——掌握未来职业与适应社会所需的特殊运动技能和素质；④体育评价意识日益提升——对体育功能的价值判断能力进入较高层次。瑜伽作为一项新兴体育课程，其教学意识难免受以往教学观念及意识的影响：教学中教师往往会忽视学生能从自主、积极、自我体验中获得创造力和基本适应能力；忽视学生在先天条件、运动素质、心理素质以及对体育的态度与认识方面的差异。显然，这些观念意识与当代学生的体育意识的基本特点是格格不入的。

（二）瑜伽教学系统

教师、学生和教学条件三要素构成体育教学系统。这三者是相互联系的，表现在以教师为主导、以学生为主体、以教学条件为中介的相互作用上。

1.师资队伍无法满足瑜伽教学改革发展的需要

教师是教学活动的组织者和领导者，其专业水平、对教材内容的选择、对教学活动的调节、对教学手段的改造都体现了教师的主导作用。目前，一些瑜伽教师之前是其他体育项目（如健美操、形体、武术，甚至球类、田径类）的教师，其专业化程度明显不足，自然对教材、教法手段等把握不到位。这样的瑜伽教师队伍势必会影响到整个瑜伽教学的效果及质量。

2.瑜伽教学内容的不规范与繁杂

瑜伽教学内容是瑜伽教学中传授给学生的基本知识、技术和基本技能的总称，包括技术实践与基本知识，具有广泛性、科学性和系统性。瑜伽发展初期大多在俱乐部和社团进行，近几年才在一些高校开展。瑜伽课程还是非常不完善的，在教学内容的选择上其科学性、合理性、针对性还是很薄弱。但教学内容的定位与选择是教学中的关键环节，教学内容的不规范会严重影响瑜伽教学的发展。

有调查结果显示，教学内容选择与定位的不合理是影响目前高校瑜伽课程开展的重要因素之一。在教学内容的统计中，对于瑜伽这门课程，大部分高校的教学内容是技术教学，只有少数高校既有技术教学又有理论教学。从对学生的调查中可以看出，仅有 20.6%的学生认为课时充足，33.2%的学生认为课时安排一般，46.2%的学生认为教学时数不足。目前，各高校的瑜伽课程大多数是选修课，课时一学期是 30~36 个学时，学生对瑜伽的体系、流派、特点和欣赏等基础知识了解甚少。因此，这种过分强调运动技能、偏重运动外在表现形式，缺乏终身受益内容的现状远远不能满足与终身体育接轨的需要。

3.瑜伽教材短缺

教材是教学的物质条件，在教学系统中处于教师和学生共同研究和考察的地位，对教师和学生的活动起中介和对象的作用。大部分高校选用的瑜伽教材是自编教材，部分院校选用自编与统编相结合的教材。在瑜伽教材短缺的情况下，瑜伽教学就缺乏一定的科学性、实用性、针对性。这不仅影响教学质量、效果以及持续性的发展，也影响学生学习的广度和深度。

4.瑜伽教学方法缺乏新颖与创新之处

受传统体育教学模式的束缚，瑜伽教学理论研究严重落后于实践，瑜伽教学方法体系结构尚存在许多缺陷。在使用教学方法时，教师仍大量地沿用传统的教学方法，如讲解法、示范法、纠错法等，对现代教学中的设计教学、协同教学、情景教学、导式教学等涉及不多，甚少涉及学生的自我观察、自我评价、自我创造、合作学习等。这种不注重学生个性发展和不讲究区别对待的教学方式既会挫伤学生对瑜伽学习的积极性，又会阻碍学生心理与智力的正常发展。

二、高校瑜伽教学可持续发展的对策

（一）明确教学指导思想

《中共中央国务院关于深化教育改革全面推进素质教育的决定》指出："实施素质教育，必须把德育、智育、体育、美育等有机统一在教育活动的各个环节中。"并强调"健康体魄是青少年为祖国和人民服务的基本前提，是中华民族旺盛生命力的体现。学校教育要树立健康第一的指导思想，切实加强体育工作，使学生掌握基本的运动技能，养成坚持锻炼身体的良好习惯"。在瑜伽教学中，教师也应当树立"健康第一"的指导思想，树立素质、创新、终身、以人为本、可持续发展的教育观，在此基础上传授瑜伽专业知识、健身方法等，培养学生创造、合作及终身学习体育的意识。

（二）更新体育课程观念，树立整体效益观

著名教育家保罗·朗格朗（Paul Lengrand）在《终身教育引论》中指出，"如果把体育只看成学校这一段的事，那么，体育在教育中就变成插曲"。日本保健体育审议会议提出了"体育不只是在人的发育期作为人的发展手段，而应该是贯穿人的一生的生活内容"。上述观点表明，在瑜伽课程中，教师也应树立终身体育教育的理念，让学生体验运动，掌握科学锻炼的理论与方法，从而使其提高基本活动能力和运动能力，养成体育锻炼习惯。同时，教师应树立瑜伽教学的整体效益观，在教学过程中把社会需要转化成

学生的学习目标。对于教学过程，可以用过去（上一次课获得的效果）、现在（在上一次课的效果基础上，当前正在进行的课时）、将来（现时课为下一次课打基础）3个时间形态加以表示。教师可以在瑜伽教学中让学生通过生理的、心理的、社会功能的自然体验，把社会期待的目标转化为学生经过努力就能达到的具体目标。这种持续、发展的教育过程，势必能使学生获得身、心、情、技的整体效益。

（三）重视与完善教师的培养体系

《中国教育改革和发展纲要》指出："振兴民族的希望在教育，振兴教育的希望在教师。"体育课的质量很大程度上取决于教师的主导作用。由于瑜伽课程在高校开设较晚，许多高校就利用现有的教师资源进行教学，大多数教师没有经过瑜伽专业学习，而瑜伽要持续地在高校发展，教师自身的业务水平和教学能力是非常关键的要素。完善教师的培养体系可以从以下几方面做起：定期对瑜伽教师进行专业培训，提高其专业能力；经常组织瑜伽教授活动，通过教师之间的交流、学习来提高他们的技术水平和业务水平；采用考教分离的形式，通过学生考试情况的反馈，让教师积极反思，使其弥补自身教学上的不足，从而起到教学相长的效果；通过举办瑜伽比赛（兄弟院校间或俱乐部），让这些参与比赛的学校或俱乐部互相促进，共同进步；通过制定教学、科研两用人才的培养计划，确立长远的瑜伽教学研究课题，在瑜伽教学科学研究中提高学术水平。

（四）更新教学内容与方法

对于教学内容的更新，首先应根据院校、专业的特点，选择一部分有共性的教材；其次选择与学生未来职业相联系的教材，即选择具有应用价值的动作技术，具有科学地从事终身锻炼价值的知识，以及那些对自我设计与评价、自我组织与管理、预防运动创伤与简单处理有指导意义的方法。

对于教学方法的更新，应根据课程目标、教学目的、教学对象、教学内容选择与之相匹配的教学方法。在运动技术、心理健康、身体锻炼过程中，采用有利于激发学生的主动性、发展学生的科学思维、培养学生独立发现—分析—解决问题能力的且具有创造价值的教学方法。同时，大量消化、吸收和引进现代教法中具有能力培养功能、激励功能、个性发展功能、情感培养功能的方法要素，使教学方法的更新获得内联外引的整体效益。

（五）加强瑜伽教学管理和优化教学评价

应正确把握教育的目的与任务、发展趋势及改革动态，应用现代体育教育的基本理论，编制教学计划、组织课程教学、实施教育激励、推行检查评估，使课程教学的动态发展过程始终紧靠终身体育与健康体育的教育目标。

对于教学评价，教育者应研制出一套符合高等院校体育教学实际情况的评价方案（它包括评价的指导思想、评价的原则、评价的指标、评价的内容、评价的标准化等），如定期与不定期起点性评价、过程性评价和终结性评价方法，从而使教学评价发挥促改革、增效益的导向功能。除上述要求之外，评价还应侧重于通过瑜伽教学、瑜伽锻炼和瑜伽理论知识的学习，综合反映学生的体育技能、运动素质、身心健康、参与程度、合作协同及创新能力等，从而使教学评价发挥提高学生学习积极性、创新性的导向功能。

三、基于 SWOT 分析的高校瑜伽课程可持续发展策略

SWOT 分析法又称态势分析法，它是由旧金山大学的管理学教授于 20 世纪 80 年代初提出来的。SWOT 四个英文字母分别代表优势（Strengths）、劣势（Weaknesses）、机会（Opportunities）、威胁（Threats）。所谓 SWOT 分析，即态势分析，就是指通过调查将与研究对象密切相关的各种主要内部优势、劣势、机遇和威胁等列举出来，并依照矩阵形式排列，然后用系统分析的思想，把各种因素匹配起来加以分析，从中得出一系列相应的结论。这样的结论通常带有一定的决策性。下面基于 SWOT 分析法，对高校开展瑜伽教学的优势、劣势、机遇、威胁进行系统的分析，并提出相应建议，以促进高校瑜伽课程可持续发展，使其更好地服务于学生。

高校开展瑜伽教学的优势：瑜伽有利于大学生的身心健康，且深受大学生的喜爱；瑜伽课程教学的可操作性强，其教学对象不受限制；瑜伽课程能丰富高校体育教学内容，让教学内容呈现出多样化、新颖性。

高校开展瑜伽教学的劣势：教材匮乏。在已经开展瑜伽教学的高校中，教材方面存在一些问题，一方面是没有教材指导；另一方面在已有的教材中没有统一规定的教材。此外，这些高校在教学操作上缺乏统一、权威的指导，而且专业师资力量不足。目前，在大多数高校，缺少接受过专业瑜伽训练的教师，一般由体操、体育舞蹈等专业的教师担任瑜伽教学任务。

高校开展瑜伽教学的机遇：瑜伽集运动健身、静心减压于一体，不仅能够满足全民健身计划的要求，而且能够适应高校课程改革的需要。

高校开展瑜伽教学的威胁：教材的缺乏让瑜伽教学难以规范化推广，单一的教学形式不利于瑜伽的普及与发展。

基于 SWOT 分析的高校瑜伽课程可持续发展策略主要有以下几个方面：

（一）基于学生身心健康发展，鼓励高校开设瑜伽课程

在青少年体质有待提高的大背景下，开设深受学生喜爱的瑜伽课程具有重要意义。瑜伽对学生身心健康的积极作用已得到大量学者的验证，在社会与学校中，均受到热烈的欢迎。因此，在高校开设瑜伽课程，不仅能迎合学生的喜好，更能促进学生的身心健康发展。而且瑜伽教学可操作性强，教学对象不受限制，符合国家政策与高校课程改革要求，基于此，鼓励高校开设瑜伽课程。

（二）结合政策支持与需要，完善瑜伽课程教学资源

1.完善瑜伽教学教材

瑜伽在我国高校处于发展的初级阶段，统一的教材、专业的师资等都较为匮乏。在政策的支持下，高校应该抓住机遇，弥补不足，明确全国统一的教材、目标与内容等。高校应根据自身实际需要，结合大学生特点，编写高校瑜伽教学指导的相关教材，让瑜伽教学更加规范化、合理化，让瑜伽教学做到"适应时代发展的需要，变革传统、构建新的教学理论"。

2.培养专业瑜伽教师，加强瑜伽教师继续教育

目前，高校专业的瑜伽教师较少。培养专业的瑜伽教师，加强瑜伽教师的继续教育，让他们学习新的瑜伽知识，使其树立新的瑜伽教学理念，是瑜伽课程得以持续发

展的重要手段。瑜伽教师要接受继续教育，学习新的瑜伽知识、新的瑜伽教学方法与理念，提高自身专业素养，为学生提供更好的瑜伽教学质量，进而促进瑜伽教学持续稳定的发展。

（三）合理利用学校资源，开展瑜伽活动

1.建立瑜伽相关社团

除了课堂学习，学生可利用课余时间加以巩固。建立瑜伽社团，不仅能为学生提供在课余时间练习瑜伽的场所与机会，也可以让学生从瑜伽课堂走向生活，让学生在生活中练习瑜伽，并使他们养成练习瑜伽的习惯，形成终身体育的价值观。

2.举办瑜伽相关比赛

瑜伽受到广泛大学生的青睐，且教学对象不受限制。学校可以组织校内瑜伽比赛或者瑜伽艺术节等活动，给学生提供展现自我的平台，吸引更多的学生参与瑜伽学习。此类比赛活动可以每年举办一次，形成传统，这样既能推广瑜伽，又能促进瑜伽的可持续发展。

（四）结合瑜伽功效进行讲解，多样化开展瑜伽教学

为多样化开展瑜伽教学，教师可以采用以下方法：

1.结合瑜伽功效进行讲解

目前，高校瑜伽课内容和形式较为单一，多以体式教学为主。瑜伽教学既包括体式教学，又包括理论教学。瑜伽理论教学涉及瑜伽基本概念、瑜伽解剖、瑜伽生理、瑜伽思想等。在教学过程中，教师除了对体式进行讲解，还应增加对该体式功效的讲解，让学生在知道"怎么练习"的同时明白"为什么练习"。

2.变换形式与环境

教师可以采用多种形式开展瑜伽教学，如优美的舞韵瑜伽、团结协作的双人瑜伽、感受大自然的户外瑜伽等。为充分调动学生学习瑜伽的积极性，教师要改变传统瑜伽课堂的教学模式。在瑜伽的新课堂模式中，教师要不断地探索与完善课堂教学，更好地服务学生，吸引更多的学生加入瑜伽学习中，从而锻炼学生的身心，激发学生的学习兴趣，加强学生的综合素质，促进学生的全面发展。

（五）适当设置有难度的体式，培养学生体育精神

目前高校开设的瑜伽课程主要是选修课，上课以基础的体式为主。基于此，在瑜伽课程中，教师可以根据学生身体素质适当设置有难度的体式，如肩倒立、头倒立等。这一方面能使学生身体受益；另一方面有助于培养学生敢于拼搏、勇敢挑战自我的精神，使他们学会突破自我，促进他们体育精神的形成。

高校瑜伽课程在我国处于发展的初级阶段，存在教材缺乏、教学内容与形式单一等问题。在发展过程中，高校应该充分利用瑜伽自身的优势与客观世界带来的机遇，在国家政策的支持下，完善教材与教学形式等，培育专业的瑜伽教学人才，充分利用瑜伽的价值，让瑜伽课程在高校得到可持续发展，进而更好地服务于高校学生，促进高校课程改革，落实全民健身计划，使学生形成终身体育的价值观。

第二章 高校瑜伽教学的探索研究

第一节 健身瑜伽与高校瑜伽教学

瑜伽起源于古印度的修身养性体系，于20世纪80年代中期传入我国，受到了大众的喜爱，随后，瑜伽在高校也迅速成了备受大学生青睐的一门课程。国内瑜伽发展的新形势对高校瑜伽教学有何启示，高校瑜伽教学又应当如何加以调整和适应，这是值得思考的问题。本节结合瑜伽的概念和现状，对高校瑜伽教学提出了建议。

一、健身瑜伽概述

（一）健身瑜伽产生的背景

美籍华人张惠兰通过电视这一媒体将现代瑜伽展示给中国人民，在诸多媒体、众多健身场馆以及大量瑜伽教师（或教练）多模式、多途径的积极传播下，瑜伽在国内开始迅速传播。但当时我国的瑜伽市场比较混乱，存在诸多"乱象"：瑜伽场馆无证经营；培训机构层出不穷，缺乏规范，曲线牟利；教练员执教水平参差不齐，习练教法混乱，伤害事故时有发生；他国民俗宗教、民间功法、催眠等一些不适合中国国情的内容渗入，蓄意将瑜伽"宗教化""神秘化""个人崇拜化"。这些问题严重影响了瑜伽行业的正常秩序，亟待解决。2016年初，国家体育总局社体中心召开了全国瑜伽工作会议，成立了全国瑜伽运动推广委员会，这也是迄今为止我国体育部门成立的第一个瑜伽推广组织，它立足于服务和推广，引导瑜伽行业健康发展。与此同时，推出了中国化的瑜伽推广模式——健身瑜伽。因此，2016年被称为中国健身瑜伽的元年。

（二）健身瑜伽的概念及内涵

健身瑜伽以促进身心健康为目的，通过自身体位训练、气息和心理调节等手段，改善体姿、增强身体活力、延缓机体衰老，它是体育养生的重要组成部分。健身瑜伽不是瑜伽的一个流派或分支，而是基本涵盖了瑜伽的全部内容，包括调身、调息、调心。健身瑜伽概念的产生是符合中国国情，融合中国文化的必然产物。可以说，健身瑜伽是瑜伽中国化、本土化的产物。

为了使健身瑜伽的推广更有据可依，全国瑜伽运动推广委员会以传统瑜伽为参考，结合中国国情与大众健身需求，研究制定并推出了《健身瑜伽108式体位标准》。包含健身瑜伽体式共108式，按体式的难易程度，由低向高将其划分为一至五级，其中一级体式24式、二级体式24式、三级体式24式、四级体式24式、五级体式12式。标准的制定是以"循序渐进、全面均衡、安全有效"为原则的，在体式的编排上按难易程度排序；在体式的选择上采用前屈、后展、侧弯、中正伸展、扭转、倒置、平衡等；兼顾习练安全与健身效果。与此同时，全国瑜伽运动推广委员会还推出了《健身瑜伽技术等级评定办法》《健身瑜伽教练员管理办法》《健身瑜伽导师资格标准》《健身瑜伽培训工作管理办法》《健身瑜伽竞赛规则裁判法》《健身瑜伽裁判员等级管理办法》，连同《健身瑜伽108式体位标准》，合计共2个标准、5个办法，对应解决瑜伽在我国开展过程中出现的问题。

（三）健身瑜伽的推广现状

全国瑜伽运动委员会在健身瑜伽推广的道路上做出了很多努力，在2016年正式推广健身瑜伽之前已经做了大量的筹备工作。2016年以来，所有推广工作全面铺开：通过开展定期的健身瑜伽教练员和裁判员培训，推广健身瑜伽赛事；通过协助各地市瑜伽协会的筹备、建成以及瑜伽工作的开展等一系列举措来普及和推广适合中国国情的健身瑜伽。健身瑜伽在中国的发展已卓有成效，健身瑜伽被愈来愈多的国人所认知、认同及喜爱。

二、健身瑜伽推广新形势下对高校瑜伽教学的几点思考

目前，高校开设瑜伽课程的情况已很普遍，健身瑜伽进入高校是必然的。大学生是

未来社会各行业的引导者和主力军,健身瑜伽在高校的发展将会为瑜伽在我国的良性发展打下坚实的基础。那么,在中国健身瑜伽推广的新形势下,高校瑜伽教学应当作出哪些相应的调整,以顺应时代和社会的发展需求呢?笔者结合自身健身瑜伽的培训学习经历,以及多年从事高校瑜伽教学的实践经验,提出了以下几点思考:

(一)瑜伽教师要加强学习,把握国内瑜伽发展的新形势

瑜伽自进入我国高等学校体育课程教学以来,受到了众多学生的喜爱,已经成为高校最受欢迎的健身课程之一。当前,绝大部分高校均为学生开设了瑜伽课程,开课形式也从最初的公共体育的选修,至现在体育专业的选修、必修等,甚至个别专业体育院校已为学生开设了瑜伽专修课程。

高校从事瑜伽教学的教师,不能满足于已有的知识和经验,应当主动加强学习,拓宽视野,把握当前国内瑜伽发展新形势,了解什么是"健身瑜伽",什么是《健身瑜伽108式体位标准》,领悟"健身瑜伽"的内涵(即传统瑜伽与中华养生文化融合),更新知识体系与教学理念,以更好地服务于瑜伽教学,不断完善高校瑜伽课程建设。同时,肩负起作为一名健身瑜伽传播者的职责,教给学生正确的、科学的瑜伽习练方法,传达健康的生活理念,使学生真正从课堂教学中受益,为学生的终生体育做好前期铺垫。

(二)瑜伽教学应重视瑜伽理论课,拓展健身瑜伽的相关内容

据调查,当前高校瑜伽课,尤其是公共体育瑜伽课几乎没有给学生安排单独的理论课,瑜伽理论基本是在实践课的教学过程中渗透的。瑜伽起源于古印度,有着几千年的发展历史,底蕴非常深厚。让学生了解瑜伽的相关基础理论,如瑜伽起源、定义、流派、发展历程、习练功效、健身原理、技术特点、注意事项等,有助于提高学生对瑜伽项目的认知,能使其更深入地理解瑜伽的本原,让其明白瑜伽绝不仅仅局限于体式,而是一个修身养性的体系。在瑜伽练习中,练习者可以通过道德修养、呼吸调控、体位练习、静坐冥想等一系列方法来改善自己的身心状态、开发自己的智慧潜能。由此可见,瑜伽具有丰富的理论内涵,仅靠实践课教学难以让学生全面地认知瑜伽,所以给学生安排专门的理论课很有必要。这并不需要占据多少课时,教师可以依据总体课时酌情安排,但不管怎样,瑜伽理论课是必不可少的。

瑜伽理论课的内容包括以上提到的传统瑜伽的基本理论。此外，在当前中国化的瑜伽推广模式下，理论课的内容也应当随之加以拓展。高校瑜伽教师在进行瑜伽理论课教学时，应当拓展健身瑜伽的内容，让学生对国内瑜伽发展新动态有所了解和把握。而对于体育专业的瑜伽课程来说，瑜伽理论更是不可或缺，因为体育专业的学生将来主要是从事体育教学或指导的专门人才，不但要"知其然"，还要"知其所以然"。在体育专业的瑜伽课程中，教师应当更加深入并重视运用瑜伽理论，给学生补充一些关于中华传统养生的知识。中国的健身瑜伽就是在将传统瑜伽与中华传统养生进行有机结合的基础上发展而来，中华传统养生里的阴阳五行学说、经络学说等，为学生弄懂瑜伽的健身原理、进行个性化调理提供了依据，也提供了新思路，还可能会给学生的就业带来积极的影响。

（三）应将108式体位标准融入实践课教学过程中

2004年以来，随着我国高校办学自主性的逐步增强，瑜伽开始进入我国高校体育课程领域。瑜伽课程在高校开展之初，亦是处于探索的阶段，因为一直没有相对统一和规范的教材，高校瑜伽课程的教学随意性比较大。不少授课教师主要依据自身对瑜伽的理解及学习经验来开展教学，在制定教学进度、考核形式等方面无据可依。直至2012年，由高等教育出版社出版发行的《瑜伽教练》一书问世以来，给广大从事高校瑜伽教学的教师提供了理论性及实践性的参考，不少高校教师将此书作为参考教材使用，尤其是此书提出的"大众健身瑜伽锻炼标准"一至七级规定动作，当前大部分高校瑜伽课程的教学内容均以此书为参照。毋庸置疑，它符合高等学校瑜伽课程建设需求，吸纳了实用性健身瑜伽锻炼内容，丰富了教材建设资源，属于高质量瑜伽教材，对高校教师的瑜伽教学给予了方向性的引导。在学习国家体育总局社体中心全国瑜伽运动推广委员会推行的"108式体位标准"之后会发现，原来参考书目《瑜伽教练》中的一部分体式，包括体式名称、体式的起始姿势、体式的做法等，与"108式体位标准"的体式描述有些出入。高校教师应当在实践课体式教学时，以"108式体位标准"的体式描述为依据，将原来习惯性的做法予以适当调整。当然，这绝不是对原有参考书目的否定，而是与时俱进的一种做法，规范教学，有利于健身瑜伽的进一步推广普及。

健身瑜伽除了在一部分体式的名称及做法上给高校瑜伽教学提供了参照之外，也开阔了瑜伽教师的教学思路。健身瑜伽将体式依据形态特征划分为前屈、后展、侧弯、中正伸展、扭转、倒置、平衡、坐姿及其他，同时又给出了每个类别体式的完成质量标准：

"后展"类体式要求：髋伸展及背部后展幅度、脊柱均匀延展，骨盆中正，头部不可过度后仰（如站立后弯式、眼镜蛇式）。

"侧弯"类体式要求：骨盆中正侧弯，躯干保持在同一平面（如风吹树式、坐姿侧展式）。

"中立伸展"类体式要求：骨盆中正，脊柱延展，双肩在同一平面（如新月式、战士一式、战士二式）。

其他类型体式的完成质量标准就不一一列出了。

瑜伽教师在教学过程中有意识地让学生了解体式类别，并且引导性地让学生学会归分体式类别，同时强调每一类别体式的质量标准，不仅有助于学生举一反三，融会贯通地领悟新学体式的要领，而且对体式的完成质量非常有益，这样教学效果也会因此得到明显提高。不仅如此，教师还可以依据不同的体式类别，本着均衡、有效的原则，积极引导和鼓励学生进行分组创编，锻炼学生的实际运用能力。这样不仅能提高学生学习的积极性和参与性，激发学生的创新思维，还能培养学生的团队意识，增进师生间、生生间的情感交流，从而为高校瑜伽课程考核形式的多样化、合理化指明方向。

（四）设有体育学院的高校可考虑增设瑜伽专修课

当今社会，随着经济的迅猛发展，人们在物质需求日益得到满足后，愈发关注和重视自身的健康，越来越多的人利用闲暇时间加入健身锻炼的队伍。休闲体育的发展是未来体育发展的一大趋势，而瑜伽作为休闲体育的一个项目，具有舒展筋骨、缓解压力、保健养生等功效，所以它必将会成为很多人选择的健身项目。瑜伽自传入中国以来，发展迅猛，瑜伽培训市场也随之火爆，各类瑜伽培训机构层出不穷，有的甚至打着"国证"的旗号出现，不少培训机构对学员零门槛吸纳，这些学员经过短短几天集中的学习与培训，就能获得相应的教练员资质证书。这些持证的教练员中有些并非体育专业出身，他们没有系统的体育专业基础知识作储备，只是接受了短短几天头脑风暴式的灌输，并且他们所接受的瑜伽培训体系的完备性也有待考证。这样速成培训出来的瑜伽教练员流入瑜伽市场，进入健身俱乐部、瑜伽会馆等地，直接开始对大众进行瑜伽教学与健身指导，其指导的科学性、有效性可想而知。瑜伽培训市场亟待监控与规范，瑜伽爱好者迫切需要专业的指导人才。

据调查，沈阳体育学院开设了瑜伽专业，昆明学院、天津体育学院等少数体育院校开设了瑜伽必修课，但开设的时间不长，其瑜伽的教学与人才的培养还处在摸索阶段。体育院系的学生在经过专业、系统的瑜伽课程学习之后，相比于其他非体育专业出身的人员从事瑜伽教练员工作，优势明显。一方面，体育院系的瑜伽课程将更体系化，更讲究循序渐进，而不是速成；另一方面，体育院系的学生在经过几年的相关专业课（如运动生理学、运动解剖学、运动生物力学、运动营养、运动心理学等课程）的学习之后，获得了如何进行科学指导、有效指导的基础知识，这是非体育专业出身的人在短期内难以超越的。目前，已有个别独立体育院校为体育专业的学生开设了瑜伽专修课程，这正是顺应社会发展新形势的明智之举，相信未来将会有越来越多的体育院系作出这一选择。

健身瑜伽中国化的瑜伽推广模式给高校瑜伽教学以新的启示：①高校瑜伽教师不能满足于已有的知识和经验，应当主动加强学习，适时把握当前国内瑜伽发展新形势，以更好地开展瑜伽教学，同时应肩负起传播健身瑜伽的职责；②瑜伽理论内涵相当丰富且十分重要，当前高校瑜伽教学应更加重视理论部分的教学，教师应酌情安排单独的理论课，并应依据瑜伽发展新动态来拓展理论课的内容；③高校瑜伽教学应将"108体位标准"融入实践课教学的过程中，因为"健身瑜伽"不仅在一部分体式的名称及做法上给瑜伽教学提供了参照，也帮助开阔了教师的教学思路；④随着休闲体育的发展，市场迫切需要专业的瑜伽指导人才，人才培养迫在眉睫，作为培养体育专门人才的体育院系应当看准时机，紧跟健身瑜伽推广新形势，重视瑜伽课程的发展及专门人才的培养，在条件成熟的情况下可考虑增设瑜伽专修课程。

第二节　素质教育与高校瑜伽教学

在社会的不断发展与改革教育的影响下，瑜伽逐步地融入高校体育教学中。在高校体育教学中，瑜伽属于一种新的体育教学项目，其有助于对学生开展素质教育，从而能够培养学生的思想道德素质、心理素质、身体素质，以及职业素质等。为此，本节阐述了素质教育在高校瑜伽教学中的表现，以及素质教育在高校瑜伽教学中的实施方式。

作为一种新兴的大众化体育健身项目，瑜伽正逐步被人们所接受与认可。近些年以来，结合学生的兴趣，高校在体育教学中设置了瑜伽课程。在高校体育教学中，瑜伽这门课程十分有潜力，有助于对学生进行素质教育。下面，笔者主要对素质教育在高校瑜伽教学中的实施问题进行了研究，给在瑜伽教学的整个过程中开展素质教育提供参考，从而提高大学生的综合素质。

一、素质教育在高校瑜伽教学中的表现

（一）瑜伽训练可以促进人的身体健康，进而奠定学生终身发展的良好基础

当前社会，人的劳动强度降低，大大地节省了生活能量，所以造成器官功能的显著衰退。事实表明，瑜伽教学的开展不但可以让人在一种新的境界中认识自己，而且可以让人超越自己，进而使人的体能增强，促进人体健康，避免器官功能的迅速衰退，让生命保持活力。

首先，由于瑜伽训练动静统一、速度缓慢、呼吸均匀，瑜伽运动注重适度、因人而异，不但能够实现人身体的养护，而且可以实现健身的安全性。

其次，瑜伽训练能够对运动的限度进行调节，且不会受到外界因素的影响，让人全身心地投入，还能让人实时地对自身的动作强度与幅度进行调整，从而适度地进行运动。

最后，瑜伽的特殊呼吸法能够对人的新陈代谢进行调节，提高形成的血红蛋白量，使人的血液循环加速，进而对人体的器官起到养护作用。除此之外，冥想还能够让人保持心理的平静、祥和、安宁。所以，长期练习瑜伽能够实现高校学生身体素质的提升，让学生保持更加充沛的精力，从而提高学习效率，为学生的终身发展奠定基础。

（二）瑜伽训练可以促进人的心理健康，从而促进学生的内外和谐统一

事实表明，瑜伽训练能够促进人的心理健康。在当前日益激烈的社会竞争中，人要面对挫折、挑战、失败等。不少独生子女缺少较强的意志品质，难以承受困难与挫折，进而失去了斗志，他们轻则退却，重则轻生。瑜伽训练可以让人坚持不懈、不断进步，且能够有效地激发人的兴趣，塑造人的坚强性格与顽强意志。并且，瑜伽训练能够使人的注意力变得更加集中，让人敢于接受孤独、勇于克服困难和挫折，进而提高人的心理健康素质。鉴于此，瑜伽训练的过程就是心理素质教育的过程。高素质人才的一个必要条件就是心理素质，而瑜伽训练能够有效地培养高校学生的心理素质，进而有效地结合学生的身心，促进学生更好地发展。

（三）瑜伽训练可以塑造人的良好形象，从而提高学生的职业素质

人的形象可以体现其性格特点，在社会活动与求职过程中，这显得十分重要。职业形象好比人的职业乐章中跳动的音符，其与主旋律相配合可以给人带来积极的影响，它如果与主旋律相悖就会给人带来负面的影响。在现代职场当中，保持良好的礼仪风度以及塑造良好的职业形象是非常关键的。大学生良好的自身形象较难通过专业理论知识的学习获得，却可以通过瑜伽训练获得，这是因为瑜伽训练体现了一种和谐、自然、柔和之美。具体来讲，瑜伽训练涵盖了人体的精神之美、运动之美、人体之美。从美学原理的角度来讲，虽然人的基因决定了人的形态特点与生理结构，但是后天的锻炼也至关重要，人在追求美的过程中，常常需要通过参加一些运动项目来实现形体的重塑，这些运动项目中最为理想的莫过于瑜伽。

事实上，借助瑜伽训练能够塑造人体美好的形象，后天的运动能够让人展现出抖擞的精神、协调匀称的身体。这是由于在瑜伽训练的过程中能够确保运动主体进行高难度的特定动作的演示，进而将美的韵律呈现出来，使人产生美的体会。值得注意的是，在瑜伽训练的过程中，置于首位的是道德规范，这需要瑜伽训练者进行内净化，即改掉一系列的不良习惯，也需要瑜伽训练者进行外净化，即养成良好的习惯和端正自己的行为，从而实现自我形象的完善，有效地统一学生的外在之美与心灵之美，让学生能够在激烈的市场竞争环境中占据优势地位。

二、素质教育在高效瑜伽教学中的实施方式

（一）渗透瑜伽训练的思想理念

对于瑜伽的学习和训练来讲，训练的第一步是坚持瑜伽的道德准则，这也是有效训练瑜伽的根本条件。为此，在高校瑜伽教学的第一节课中，并不是对呼吸的方法或者瑜伽的动作进行讲解，而是要求学生明确瑜伽训练的思想理念，即瑜伽训练注重对人的健康教育和人的生命质量。瑜伽训练可以实现人体的内外兼修，也就是说，瑜伽训练不但可以促进人的身心健康发展，让人敢于战胜自我和克服挫折，具备坚定的理想和信念，而且可以消除人们的私欲，从而实现人们心灵的净化，体现人的本我（真、善、美）特征，让人摆脱困境，最终推动自然与人类和谐发展。

（二）实施多样性的教学方法，实现学生个性的发展

教师应积极地宣传瑜伽训练对学生身心发展的关键作用，启发学生在瑜伽训练的过程中感受趣味性，使学生由一开始的不了解瑜伽、不愿意进行瑜伽训练转变为积极主动地进行瑜伽训练。在高校瑜伽教学过程中，教师能够借助各种教学模式与教学方法（如互动式教学法、探究式教学法等），调动学生的学习积极性和主动性，引导学生对自身的心态进行调整，让学生适时地进行瑜伽训练，借助各种流派的瑜伽训练让学生真正地喜欢上瑜伽运动，从而使学生具备一种能够开展终身体育学习的训练项目。

（三）注重学生之间的互相协作

在高校瑜伽教学的过程中，教师应当注重学生间的协作，进而实现学生合作能力与交往能力的提升。其中，双人瑜伽训练可以实现学生之间的合作。由于高校学生活泼好动，因此难以长时间地保持一种姿势。教师要结合学生的特点，将双人瑜伽的训练设置在教学的过程中，进而推动学生间的沟通与交流。并且，双人瑜伽不仅可以减轻学生在练习瑜伽过程中的不适应性，还可以让学生互相监督、互相提出建议，从而在提升学生训练动作准确性的过程中有效地培养学生的人际交流和沟通能力。

（四）注重因材施教，给学生建设身心健康档案

在高校瑜伽教学的过程中，教师不仅要注重训练的质量，而且要结合所有学生的特点调整训练的强度与内容，从而促进学生的身心健康发展：一是教师结合学生的意志力、学习水平、身心发展特点，设计跟学生健康发展相适应的最为理想的训练模式，使学生变成训练的主体，从而实现训练的目标；二是教师给所有的学生建设身心健康档案，把学生学习时碰到的问题记录下来，在需要的情况下进行交流与互动，从而对瑜伽训练过程与训练目标进行优化，以使学生的身心健康发展更上一层楼。

（五）执行多样性的评价模式

对于高校瑜伽教学来讲，多元性教学评价的实施可以激发学生的学习热情，弥补瑜伽训练过程中存在的不足之处。瑜伽体育运动项目具有终身性的特点，教师需要统一学生最终的考核、日常的考核，以及结合教师评价、学生互评、学生自评的方式，使学生感受到评价机制的科学性与多样性，调动学生参与瑜伽训练的积极主动性。在多样性的评价机制中，学生能够明确自身的学习现状。这有助于学生进一步优化自身的瑜伽技能，更加深刻地把握瑜伽训练的本质所在，最终提升自身的思想境界与修养。

总而言之，在素质教育的实施中，瑜伽教学是一种非常有效的方式。高校瑜伽教学不但能够培养学生良好的身体素质、心理素质、职业素质，而且能够提高学生的审美能力，增强学生的自信心，从而让学生端正自身的行为习惯，最终促进学生的身心健康发展，为其以后的工作和学习奠定良好的基础。

第三节 人文精神与高校瑜伽教学

作为体育教学项目，瑜伽在高校是传播体育知识、增强学生体质、培育人文精神的一个重要方式，承担着"立德树人"的根本使命。在教育改革的背景下，如何在体育教学中融入和传播人文精神是高校瑜伽教学的一个重要问题。本节通过分析在高校瑜伽教

学中融入人文精神的重要性，阐明人文精神与高校瑜伽教学理论思想、文化价值和育人价值的相互关系，结合瑜伽教学对人文精神的融入路径进行分析、探究，以"立德树人"为根本任务，探索一条发扬人文精神、提升高校学生人文素质的新途径。

教育的本质在于"树人"，"树人"根本在于"立德"。教育部印发的《关于全面深化课程改革落实立德树人根本任务的意见》指出，落实立德树人根本任务，要全面深化体育课程改革，改进体育教学实践的功能，强化其育人功能。同时，高校体育教学的新课标也提出，在体育教学中，要积极倡导人文精神，以促进大学生身心健康发展，健全大学生的人格品质。人文精神是对人的关注和关心，是高校大学生应该具有的素质之一。高校体育教学不仅要重视学生的科学精神和体育意识，更应该重视学生的人文精神。将人文精神逐渐融入高校体育教学，对高校体育教学工作的运行与提升有重要作用。

一、在高校瑜伽教学中融入人文精神的重要性

（一）高校教育发展的需要

人文精神在现代社会发展中一直备受推崇，是促进社会发展的重要精神力量，是对人性的弘扬和体现，也是人类在不断进步、不断发展过程中的精神信念和对人生志向的不断追求。在新时代背景下，人文精神内涵也不断拓展，受此因素影响，高校教育也发展到人本、人文和人道的新时期。建构高校教育的人文精神体系，提升高校学生人文素养，是新时代对高校教育的要求。

（二）高校体育教学发展需要

高校体育作为高校教育不可或缺的一部分，自身包含着大量的人文精神。在高校体育中，教师应传播"健康第一"和"以人为本"的教育理念，促进大学生身心健康发展，健全大学生的人格品质。教师在体育教学中既要注重体育知识、运动技能的传授，做到以"学生"为中心，关心学生的成长，耐心细致地指导学生在体育课堂上的技能动作，尊重每个学生在体育教学过程中的实际需求；又要注重培养学生的体育意识、人文意识，树立"健康第一"的思想，让学生在体育知识学习和技能锻炼中体会到人文关怀，感受人文精神的内涵，从而促进学生形成高尚的道德情操和良好的心理品质。可见，在高校

体育教学中融入人文精神也是高校教学发展需要。

（三）高校瑜伽教学发展的需要

高校瑜伽教学需要人文精神。大学生的理想、道德、情感、价值观、意志品质等人文特征都蕴含在瑜伽教学体系中。瑜伽教学和传统的体育与健康说教、感化教学不同，瑜伽从内部出发，调节学生的身心，让学生自己体悟自身，发掘自身的潜力。在瑜伽训练中，学生通过拉伸动作美化体形、强健体魄、增强体质，通过冥想打开心扉、净化心灵、缓解压力、建立信心、改善人际关系。高校瑜伽教学符合高校体育人文精神教育发展的需要，既能够培养学生的体育意识、人文意识，又能够让学生体会到人文关怀，促进学生形成高尚的道德情操和良好的心理品质。

二、人文精神与高校瑜伽教学的思想、理论基础和文化价值的相互联系

（一）高校瑜伽教学的理论思想与人文精神

瑜伽教学的思想基础是静思与冥想的超越性，瑜伽教学是通过提升学生意识来帮助学生充分发挥潜能的体系。教师在瑜伽教学过程中要将知识、技能的传授与情感的提升相结合，提升学生的体质健康水平，培养学生的理想信念和道德情操，使学生不断完善自己、超越自己，学会与他人相处，学会适应社会。瑜伽教学的理论思想和实践习得与人文精神内涵高度契合，能够提升大学生的人文素养。

（二）高校瑜伽教学的文化价值与人文精神

瑜伽有着深厚的历史积淀，据考究，瑜伽起源于 8 000 多年前的古印度，文字记载的历史也有 5 000 多年了，被誉为"世界瑰宝"，具有很高的文化传承价值。被誉为瑜伽之祖的"帕坦伽利"在《瑜伽经》中将瑜伽定义为：对心理活动、精神活动进行控制与引导的修持。在高校瑜伽教学中，教师可以让学生通过呼吸节奏的把控和体位动作来调节情绪，这样可以缓解高校学习、生活给大学生造成的精神压力。由此可见，高校瑜

伽教学在弘扬人文精神层面体现了非常高的文化价值。

（三）高校瑜伽教学的教育价值与人文精神

高校瑜伽教学以科学理论为依据，以科学的锻炼方法提升大学生身心健康水平，培养他们积极的生活态度、高尚的道德情操和良好的心理品质。高校瑜伽的教育价值和人文精神同属精神文化领域，都体现了对人类生存意义和价值的关怀。高校瑜伽教学的育人价值很明显：能够提升学生的专注力、意志力，使其成为一个头脑清醒、思维敏捷、富有创意的人；有利于学生形成健康的生活方式，使学生成为一个身心和谐发展的人；能够使学生树立正确的世界观、人生观和价值观，使其成为一个适应力强的社会人。

三、在高校瑜伽教学中融入人文精神的主要路径

（一）明确在高校瑜伽教学中融入人文精神的目的

在高校瑜伽教学中融入人文精神的目标主要有两方面：一是在人本主义理念指导下，尊重学生的价值和尊严，发展学生个性；二是在和谐理念指导下，促进学生身心全面发展。现阶段，人文精神在瑜伽教学中的融入还没有被高度重视，要解决这一问题，就要先从教育思想理念入手。高校要以瑜伽教学理念更新为切入点，以"学生为本"制定人文精神的融入目标，尊重学生个性，促进学生身心全面发展，使学生通过学习瑜伽真正理解体育中所蕴含的"真、善、美"的人文精神。

（二）完善在高校瑜伽教学中融入人文精神的教学体系

完善的高校瑜伽教学体系是做好瑜伽教学的基础，在瑜伽教学中融入人文精神，能够丰富瑜伽教学。瑜伽理论博大精深，瑜伽体位技法寓意繁多，与人文精神高度契合。瑜伽理论教学能够让学生了解瑜伽的种类与文化背景，了解瑜伽的多元文化元素；瑜伽丰富的体位技法能够科学地塑造学生的体态，提升学生的气质，增强其自信心；瑜伽练习时的冥想环节，不仅可以提高学生的想象力和理解能力，还能够增强学生的自我控制能力，提升学生的潜能。随着教育改革的不断推进，高校瑜伽教学要不断完善教学体系，丰富教学内容，满足高校体育人文精神培养需求。

（三）改善在高校瑜伽教学中融入人文精神的教学环境

高校的瑜伽教学环境会直接影响瑜伽的教学效果，从而也会影响人文精神在瑜伽教学中的融入效果。瑜伽教学需要相对独立、安静的空间，适宜的瑜伽教学环境，浓厚的瑜伽人文气氛。这能够激发学生学习瑜伽的热情，提高学生的学习效率，增强学生对美的感受，使学生受到更深层次的体育人文精神熏陶和感染，实现科学教育和人文教育共同发展，从而促进学生的人文教育。例如，瑜伽音乐可以陶冶人的情操，能够使学生的不良情绪得以释放和宣泄，恢复他们心理的平衡。

（四）优化在高校瑜伽教学中融入人文精神的教学手段

适宜的教学手段是在高校瑜伽教学中融入人文精神和提升教学质量的关键。在瑜伽教学中，教师要以学生为本，积极调动学生学习的主动性，在讲解、冥想与反思等各个教学环节融入和传播人文精神。在新时代背景下，多媒体、移动新媒体等辅助高校瑜伽教学也要被高度重视，移动新媒体已成为当代大学生的重要学习工具，这也为在高校瑜伽教学中融入人文精神提供了新的路径。

（五）增强在高校瑜伽教学中融入人文精神的有效性

根据高校体育的教育目标，高校瑜伽教学一定要关注人的全面发展。瑜伽教学的最终评价一定要体现学生的全面发展，尤其在新课程改革的大背景下，高校瑜伽教学要将量化评价与质性评价相结合，表现出把人文精神融入瑜伽教学的有效性。同时，高校瑜伽教学评价内容与标准也要与时俱进，从单一型评价向复合型评价转化，充分发挥学生在评价中的积极作用，通过学生自评、同伴互评等方式增强在瑜伽教学中融入人文精神的客观性。

人文精神是体育文化的核心组成部分，在高校瑜伽教学中融入人文精神可以激发学生的体育情感，磨炼学生的意志品质，提升学生的思维能力，树立终身体育意识。高校瑜伽教师要把瑜伽课的实践教学、理论传授与人文精神结合起来，在教学过程中时刻以学生为本，积极引导学生不断突破自己、超越自己，激发自己的潜能，培养学生在新时代所需要的独立进取、敢于拼搏、乐于奉献的精神品质。

第四节　全民健身与高校瑜伽教学

全民健身运动利于广大师生形成良好的体育参与意识，对其身心的健康发展具有重要的促进作用。瑜伽运动以其特有的健身、怡心的功能，以及普遍适应的特征，成为广大师生喜欢的体育健身项目之一。因此，在全民健身运动的影响下，积极研究瑜伽运动在高校的发展途径，对促进该项目的普及与发展具有重要的现实意义。

随着社会的进步和经济的发展，人们对于体育运动健身功能的认知水平得到有效的提高，体育运动已逐渐发展成为人们日常生活中必不可少的重要组成内容。在物质生活水平得到有效提高的基础上，对于健康的追求已成为当代社会的热点话题。为了适应社会发展的形式，充分满足广大民众对于体育健身的需求，我国政府组织与开展了全民健身运动，这对促进人们体育健康意识的形成以及终身体育思想的确立，进而切实提高人们的体质健康水平起到了统筹规划与导向引领的作用。

高校体育作为终身体育的重要构成要素，肩负着培养具有完善的身心健康素质的人才的历史责任，在促进学生身心健康、修正学生体育价值取向、完善其人格、端正其体育学习态度、使其养成良好的体育健身习惯等方面发挥着重要的作用。在全民健身理念的感召下，高校体育教学的发展走向正在发生着积极的转变，适应全民健身运动发展需求的教学体系正在逐步建立与完善。诸多具有大众性、时尚性以及娱乐性的体育运动项目被引入高校体育教学，极大地丰富了学生体育健身的内容，为学生的自主选择提供了充足的保障。其中，瑜伽运动以其特有的强身塑体、调节心理以及陶冶情操等功效而深受广大师生的喜爱，成为高校中流行的体育健身项目。同时，由于瑜伽运动不受年龄、性别等因素的影响，对运动场所的条件要求较为简单，因此具有较为广泛的普及空间，这对于高校全民健身运动的发展具有积极的促进作用。但是，由于瑜伽运动在高校属于新兴项目，无论在课程体系的构建上，还是在师资力量的配备上，都存在一定的不足之处，它还处于研创与完善阶段。因此，借助于全民健身运动的开展，加强对高校瑜伽运动发展途径的研究，对于瑜伽运动在高校的全面普及与健康发展具有重要的导向作用。

一、瑜伽运动对全民健身运动的影响

（一）瑜伽运动的广泛适用性，有利于推动高校全民健身运动的开展

全民健身运动的开展，其基本目的在于通过选择适合于自身健康发展需求的健身项目，培养人们体育健身的自主意识，使人们养成良好的健身习惯，进而促进其身体素质的提高与发展。高校是教书育人、传播知识、为国家培养适用性人才的重要场所。相对于社会而言，无论是在知识结构、思维理念方面还是在行为方式方面，高校都有着得天独厚的优势，这种优势给接受与推广新兴事物提供了最佳条件。瑜伽运动以其独特的功效，成为现阶段人们追求健康的重要的健身运动项目。在高校这个特定的区域内，无论是教师还是学生，都具有较高的理解与认知能力，这有利于他们掌握瑜伽运动所蕴含的深厚内涵，以及瑜伽特有的运动机理。由此可见，高校能给瑜伽运动的学习提供较大的便利条件。同时，学生在其发展的过程中，始终需要保持良好的心境、健康的体质和乐观的态度，这是学生实现自主发展的重要条件。此条件的具备与科学合理的运动具有必要的内在联系，这种联系的客观性有助于瑜伽运动在高校推广与发展，使之具有较为广大的适应群体。

（二）瑜伽运动能够为学生实现自主发展提供良好的基础条件

当今社会对人才的需求已从传统的单一技能型向着复合全面型转变，因而对学生自身的综合素质水平提出了更高的要求。在学生提高与发展自身综合素质的过程中，健康的体质、良好的心态是基础性的条件。瑜伽运动具有增强体质、调整心态的特殊效能。通过练习瑜伽，练习者不仅能够提高身体素质，还可以缓解与释放压力，完善品格，陶冶情操。由此可见，练习瑜伽是实现身心健康发展的重要途径。因此，瑜伽运动在学校深受广大师生的喜爱，成为校园体育健身运动的重要构成因素。

二、瑜伽运动在高校的发展途径

目前，瑜伽运动已成为广大学生喜闻乐见的体育健身项目，"瑜伽热"在高校已经悄

然兴起。但是,如何确保该运动项目在高校持久、健康的发展,使之特有的健身功效得到有效的发挥,对学生的身心产生积极而深远的影响,仍是摆在高校体育教育工作者面前的一个重要的课题。因此,加强理论修养,提高自身素质,积极探讨瑜伽运动在学校普及与发展的途径,就显得尤为重要。瑜伽运动在高校的发展途径主要有以下几个方面:

第一,依据全民健身运动重要内涵,为瑜伽运动的发展提供理论导向。正确的理论是指导实践活动的重要标准,而实践活动的目的在于探求事物发展的基本规律。瑜伽运动作为一个有益于学生身心健康发展的运动项目,其发展与普及的关键在于建立正确的导向体系与完善的激励机制。因此,切实发挥全民健身运动的推手作用,建立起有层次、分步骤的发展激励机制,构建良性的外部环境,完善普及与发展的导向体系,可以使瑜伽运动由"热衷"发展为"持久",避免昙花一现的现象发生,进而使瑜伽发展成为学校广大师生体育健身的"良师益友"。

第二,加强在高校宣传瑜伽运动的力度,以营造良好的烘托氛围。高校要借助校园文化的媒介作用,加强对瑜伽运动的内涵、作用、价值以及运动机理的宣传,在感官认识上提高学生的注重程度,促使广大学生自主地接触瑜伽、体验瑜伽、认知瑜伽,使之成为广大学生在参与全民健身运动时的热选项目。

第三,开展形式多样的校园瑜伽活动,形成课内外一体化的发展体系。高校可以通过组建高校瑜伽俱乐部、沙龙、社团等,开展丰富多彩的校园瑜伽活动,使之与瑜伽课堂教学有机联系起来,使学生能够加深对课堂学习内容的理解,用以加强学生对瑜伽运动的深入体验与感悟,促进学生长时间保持对瑜伽学习与体验的兴趣。

第五节 体育生活化与高校瑜伽教学

随着我国经济与科技的不断发展,现阶段人们生活水平普遍得到提升,在此基础上人们开始重视身体健康。高校作为人才培养的机构,在体育生活化的背景下开展相应的瑜伽专业教学,致力于提升学生的身心健康水平和促进学生全面发展。本节从体育生活化与高校瑜伽教学目标、体育生活化与高校瑜伽教学内容、体育生活化与高校瑜伽教学过程、体育生活化与高校瑜伽教学方法以及体育生活化与高校瑜伽教学评价这几个方面展开讨论，并对体育生活化背景下高校瑜伽教学模式提出了笔者的见解。

一、体育生活化与高校瑜伽教学目标

体育生活化的实质就是把体育运动与日常生活相融合，以此来提高全民健身的效果。高校也应当意识到讲授专业知识点与实践教学并不是学生成才的所有途径，他们的身体素质和体育意识也至关重要。体育是离不开生活的，它存在于人类社会的各个角落，并在社会不断发展的基础上逐渐走向多元化。生活和体育之间是相互融合、相互促进的，所以高校在开展瑜伽教学的同时也要注意体育生活化，这样才能达到最佳的教育效果。教师在教学目标上应当注意以下三个方面：第一，对于理论性的知识，不要拿出来教，要把它们和实践结合起来，从而让学生在做瑜伽运动的同时贯彻各种知识点；第二，要让学生体会到瑜伽和生活之间的紧密联系，并树立终身体育意识；第三，激发学生参与瑜伽学习的积极性，使他们的学习变得更为主动。高校的专业教师在教学的同时也要站在生活的角度上充分利用课余时间，这样瑜伽运动才能尽快地融入学生的日常生活当中。

二、体育生活化与高校瑜伽教学内容

根据相关的调查显示，高校瑜伽教学中70%的教师只讲少量的理论知识，20%的教师认真讲解理论知识，还有8%的教师不讲理论。从实践的角度来看，绝大多数教师比较重视这一方面的教学，但是教学的效果却并不明显，因为教师没有在教学内容上科学地把握知识和实践这两个方面。传统的高校瑜伽教学专业教师通常是从自身角度出发设置教学内容的，很少考虑到学生。从体育生活化的角度来看，教师应当多结合学生的日常生活去分析，关注他们的兴趣、心理以及身体素质等，然后确定瑜伽教学的理论和实践内容，同时教师也要和学生及时沟通，确保教学内容的可行性。

三、体育生活化与高校瑜伽教学过程

体育生活化需要将学生的各方面运动都融入日常生活,并使其成为日常生活中的一部分,这样学生就会在体育意识的影响下加强锻炼身体,从而促进自身的全面发展。瑜伽是一项非常有特色的运动项目,锻炼者需要在心理、思维、肢体等方面达到协调才能完成各种动作。因此,高校的专业教师在实际教学当中应当是先向学生展示,然后让其学着做。教师展示之后,学生可以利用小组合作的方式进行练习和讨论交流,遇到不会的问题就请教教师,这样才能使整个瑜伽学习的过程变得有规律。

四、体育生活化与高校瑜伽教学方法

体育生活化需要高效瑜伽教师对瑜伽教学有一个正确的认识。此外,无论是教师还是学生都要树立正确的意识观念,并在此基础上去锻炼。传统高校瑜伽教学中,教师往往进行单方向的传授,这对大学生而言并不适用,甚至会打击他们的学习积极性。因此,在新的课程理念下,基于体育生活化视域,高校瑜伽专业教师应当站在学生的角度上去考虑如何创新多元化的教学方法。例如,大学生比较喜欢网络媒体,教师可以在网上搜索一些瑜伽比赛的视频给他们播放,提高学生参与的积极性,教师也可以通过开展游戏、组织竞赛等方法进行教学。这样有助于激发学生的兴趣,使学生积极地参与到瑜伽训练当中,并使教师的教学更加有成效。

五、体育生活化与高校瑜伽教学评价

科学的评价能够极大地提高学生的学习积极性,并使其找到自身缺陷。因此,在实际训练的过程中,教师应当密切观察每一名学生的细节动作,如果他们出现错误就要及时纠正。对学生日常的考核,教师也要加以重视,不能只局限在课堂的教学传授中,对学生在活动中的表现也要进行考核,以调动学生学习的积极性。在每次完成一个动作或者组合的课堂教学以后,教师应当对学生的表现进行点评,如他们哪一点做得比较好、哪一点有不足之处以及应该怎样去改正等。这样学生就可以及时发现自身的不足并加以完善，进而提高瑜伽整体学习效率。除此之外，教师也可适当地布置一些家庭作业式的任务，让学生真正地把瑜伽融入生活。

综上所述，大学生即将步入社会参加工作，他们不仅要有专业知识、技能等方面的储备，同时也要在体育生活化的角度上重视自身的身体素质。因此，在瑜伽教学当中，专业教师应当从目标、内容、过程、方法以及评价这几个方面科学地开展教学活动。只有这样才能促进大学生的全方面发展，并为其日后的学习和工作打下良好的基础。

第六节　阳光体育背景下的高校瑜伽教学

在教育部门提倡阳光体育教育背景下，学校和体育院系、艺术院系教师，以及有瑜伽特长和兴趣的教师，可以结合当前学校体育教育的实际和个人教学情况实际，对学生进行系统的体育选修课教学、兴趣小组活动教学与社团活动教学，正确引导大学生从各种网络活动中走出来，在瑜伽的塑身、养性、养生的综合功能中，全面提升大学生自身的体能、身体柔韧性与个人气质。

针对"阳光体育"运动，为保证学生每天 1 小时的运动量为基本要求，对那些运动兴趣低和身体素质下滑的现代大学生，高校可以引进和创新运用瑜伽项目开展教学和日常训练活动。瑜伽具有"陶冶情操、开发智力、锻炼身体"，以及激发兴趣、培养运动意识、培养个性化运动能力的积极作用。

一、阳光体育背景下高校瑜伽教学发展方向

把瑜伽作为一项有氧运动，纳入高校的课程体系，以及按照高校的运动和作息规律开展教学活动，是确保瑜伽教学效果和达成阳光体育运动目标的最佳方式之一。

（一）系统化课堂教学

按照现行的课程设置体制，开展瑜伽课堂教学可以采取以下两种形式：

第一，学校发挥课程设置自主权，开发瑜伽校本课程。以体育类的选修形式为主，教师在特定的教室内对选修学生开展系统的技术技能教学活动，如体位类型教学、气息控制教学等，运用课堂教学和练习的时间，达到阳光体育运动对运动负荷的要求。

第二，在教育部规定的框架内把瑜伽作为某学期或学年内必修项目的内容之一，展开教学。这是把瑜伽与其他项目内容作为一个系列考核科目的教学方法，它具有教学严谨、要求严格、考核规范的特点，并作为学生学业的考核内容被展开。值得借鉴的是，内容选择、交叉分组、团队施教、评价考核的"建构主义模式下瑜伽团队教学模式"，既能有效传授和培养学生的终身体育技能，也有利于全面提升学生的自我认知能力和学习能力。

（二）兴趣化教学

兴趣化教学是在阳光体育背景下，以发挥学生积极主动性为主的教学方式。高校常见的活动形式有两类：

第一，学生社团性教学。这是最常见且辐射效果最好的教学形式之一。充分运用社团及其成员的丰富认知，在高校瑜伽教师的指导下，可以实现教师对学生的教学、学生之间的互教互学，以及师生之间互相学习的研发型教学活动。这不仅能提高学生研究和创新的积极性，也能发挥他们开展阳光运动的带动作用。

第二，开放性的兴趣教学。相对于整个高校及其院系的整体性而言，喜欢瑜伽或坚持瑜伽训练的学生专业分散、班级零碎化。学校和教师可以采取开放教学的方式，通过学生的切身体验与个人认知，驱动他们参与学习和训练活动，即学与不学自愿、学什么内容自愿、学习坚持与不坚持自愿，依靠学生个人的积极体验和个人需要开展教学活动。

二、阳光体育背景下高校瑜伽教学重点选择

（一）侧重场地适应性技能教学

由于现代网络和其他娱乐科技的影响，大学生成了极度缺乏运动的"低头族"或"寝

室宅族"。运用瑜伽自身的艺术性、趣味性和健美作用,渐进性地引导大学生结合自己的生活习惯运动起来,是有效训练和提升他们健康水平的良好方式之一。结合大学生的作息和日常活动的实际,教师可以侧重采用以下两种瑜伽运动教学方式:

第一,室内坐姿体位教学。以学生经常活动的教室或图书馆等地点为主,让学生在相对狭小的空间内运用基础设施,开展颈椎、腰椎、手臂(手指)的劳损性修复训练,以及对下肢长期闲置的机能进行提升性训练活动,从而减少他们患职业病的概率,为提高他们自身的活力和激发学习潜力奠定基础。操作性强的体式有山立式、腰躯转动式、单臂风吹树式、幻椅式等,主要以站位的体式为主。

第二,寝室床铺运动方式教学。根据学生爱在寝室运用笔记本电脑、平板电脑与智能手机的学习、生活和娱乐习惯,尤其寝室空间狭小与学生床铺相对多的情况,教师可以开展床铺瑜伽教学,这能有效营造寝室运动氛围和培养学生的运动习惯,实现运动时间和运动量的良性积累,培养他们在"心灵思考"中"张弛有度、循序渐进",达成自然、有机结合的健身练习。比较适合的体式有桥式、双脚内收直棍二式、上犬式、下犬式等。

(二)侧重运动习惯培养教学

良好的运动习惯是大学生终身体育意识的外在行为表现。由于瑜伽类型多、体式多、功能多,教师可以根据学生学习的专业、个人体型、个人性格与个人生活习惯等,为他们选择适合他们的瑜伽运动方式,使他们在各种条件下都可以开展既不干扰他人也能锻炼自己的瑜伽运动。实施方式有以下两种:

第一,运用瑜伽音乐引导培养。鉴于音乐在瑜伽运动中的灵魂性导引作用,教师可以引导学生多欣赏和聆听瑜伽类音乐或歌曲,把他们过度使用手机等移动媒体的习惯与有健身与养神功能的瑜伽运动结合起来,即把健身和娱乐充分结合起来,让学生为保持和提升体质水平养成更自然的运动习惯。

第二,健美驱动培养。由于瑜伽具有塑身的健美作用,对于需要求职、交友的大学生而言,运用瑜伽塑造相对健美的身材,对他们未来的职业、社会交往和生活会起到巨大的助力作用。瑜伽在瘦身、矫正身体姿态和提升个人气质方面具有独到的专业性提升作用。教师通过专业的教学让学生明白每一种瑜伽类型与每一个体式的具体作用,以强化他们的运动习惯。

三、阳光体育背景下高校瑜伽类型

（一）塑身瑜伽

以优化大学生形体的瑜伽类型为主，意在让大学生通过学习和常规的运动获得满意的身材。这类瑜伽包括以热瑜伽（高温瑜伽）为基础的技能活动，常见的有瘦身瑜伽、减肥瑜伽与塑身瑜伽等，这些瑜伽运动可以针对性地消耗体内脂肪，有助于达到优化身材的效果。另外，瑜伽和其他运动项目的结合，也扩大了瑜伽的适用范围，增强了瑜伽运动的效果，举例来说，把瑜伽与肚皮舞、健美操相融合，可以使瑜伽具有多种塑身功能，如减少下腹赘肉等。当然，由于大学生的体型和体质存在差异性，教师对于他们进行瑜伽类型的教学和日常运动选择，需要采取循序渐进的方式。例如，针对过度肥胖者，教师可先让他们进行一般的瘦身瑜伽练习，瘦身瑜伽以热力类瑜伽为主，前期的重点是消耗脂肪和体能热量，随着减肥效果的出现和体能的提升，教师可以让他们练习那些难度相对较高的瑜伽类型，为他们塑造健美的形体进行科学指导。

（二）养生瑜伽

尽管现代大学生大部分有优越的物质条件，但他们也有专属他们时代的压力，在瑜伽运动中，无论是体式、呼吸控制法，还是冥想练习，都需要学生思想与身体的放松。开展瑜伽教学和训练活动，能从心理、情感和精神方面培养学生的养生习惯，以使学生达到身心合一的运动目的。在瑜伽音乐的支持下，教师指导学生选择和运用适当的瑜伽类型和体式。比较适合大学生的瑜伽运动内容有：找回和提升内心能量的呼吸法训练；有效消除长时间使用电脑和手机带来疲劳的 T 形状体式、三角形体式、半个月亮体式；优化眼功能的眼瑜伽；优化人际关系的微笑瑜伽；改善腰腿血液循环的前屈式瑜伽；具有美容效果的脸瑜伽；等等。这些瑜伽类型或体式的运动，可以有效改善现代大学生不良饮食规律、不良作息规律，以及过度使用电脑、手机等导致的亚健康状况。

为达到阳光体育的目的，高校需要从制度和纪律方面作出保障性的规定：一方面要求大学生从各种体育项目中选择一个自己喜欢的运动项目，另一方面积极引导大学生参加自己感兴趣的瑜伽运动，为培养他们的科学健身和养生意识打下坚实的技能基础、生理科学认知基础与心理基础。

第三章 高校瑜伽教学的训练研究

第一节 高校瑜伽教学中的柔韧训练

通过瑜伽训练，学生不仅能强身健体、美体塑形，还能进一步理解美、感悟美与创造美，形成自信、乐观、真诚、向上的良好人生态度。但是，瑜伽训练能达到什么样的效果在一定程度上取决于练习者各个关节的柔韧度，可见要想实现瑜伽健身塑形的效果，就必须注重柔韧素质训练。

一、柔韧素质的相关内涵阐述

柔韧素质其实就是伸展能力，即人体各个关节处的肌肉、肌腱以及韧带等的伸展功能。柔韧素质好的运动者，其伸展能力较强，他们在瑜伽训练中不易造成运动损伤；柔韧素质差的运动者，则极有可能在训练造成扭伤、拉伤等瑜伽训练类运动损伤。柔韧素质根据不同的划分标准可分为不同的类型，而不同类型的柔韧素质的内涵也不尽相同。

根据柔韧素质与专项训练的关系可将柔韧素质分为两类：①一般柔韧素质。这种柔韧素质是指在瑜伽训练中，运动者为适应一般训练或者实现一般瑜伽技能的提升而必须具备的一些柔韧素质。②专项柔韧素质。这种柔韧素质是指在瑜伽训练中，运动者为了适应某一专项训练、达到某种特殊化专项训练的要求而必须具备的柔韧素质。

根据外部运动状态表现可将柔韧素质分为两类：①静力性柔韧素质。即人们在进行静态瑜伽练习时，将肌肉、肌腱等拉伸到一定静力练习所需要的角度，并停留一段时间，如瑜伽练习中的劈叉、下桥等。②动力性柔韧素质。它与静力性柔韧素质相对应，一般表现为瑜伽训练者的弹性回缩以及动力拉伸等。

在瑜伽教学中，教师要重视柔韧素质，并将其训练渗透于瑜伽教学的方方面面，不断强化学生的瑜伽练习。

二、高校瑜伽教学中柔韧素质的重要性

（一）促使高质量、高标准瑜伽动作的完成

在高校瑜伽教学中，无论是初级体位教学，还是高级体位教学，柔韧素质都对学生的瑜伽训练结果带来一定程度的影响，是高标准、高质量瑜伽动作成功完成的关键因素。在初级体位教学中，良好的柔韧素质不仅能帮助学生完成一些基础瑜伽动作的拆分、组合等练习，还能使学生尽快投入瑜伽训练，通过较高的身体柔韧度以及自主学习更高效地掌握瑜伽动作。例如，高校瑜伽教学中，冥想姿势训练对瑜伽训练者提出了新的要求，其中最典型的便是"金莲坐"的动作姿势训练。这一动作要求学生端坐在地，并弯曲左小腿，然后将左脚置于右大腿上，还要挺直腰杆。继而将右小腿通过左小腿外侧，最终将右小腿置于左大腿根部，然后以这样的姿势静止，并保持自由呼吸。对于这一动作，柔韧素质不佳的学生很难轻松完成；柔韧素质好的学生，便能达到事半功倍的训练效果。

（二）有利于帮助高校瑜伽训练者增强自信心

在高校瑜伽教学中，瑜伽训练能帮助学生健美塑形，当学生完成高难度瑜伽动作，体会到人体与动作融合的美妙，并将自己最优美的身姿展现出来时，其自信心便陡然增强。毋庸置疑，只有拥有良好柔韧素质的学生才能做到。因此，学生只有通过柔韧素质训练，提升身体关节的柔韧度，才能不断克服高校瑜伽练习中的各类困难，进而提高瑜伽训练水平，达到增强自信心的目的。

（三）全面提升高校瑜伽教学的质量和水平

高校瑜伽教学水平一方面取决于教师的教学能力，另一方面则与学生学习潜能、柔韧素质等密切相关。如果学生具有较好的柔韧素质，则他们能尽快掌握各类瑜伽动作要领，并积极主动地进行瑜伽动作练习，用较好的身体协调度、柔韧度等实现高质量瑜伽

练习，这对教学质量的提升具有促进作用。如果学生的柔韧素质不好，则他们往往需要花更多的时间、精力去重复同一个动作，甚至一不小心便会造成运动损伤，这在一定程度上限制了教学质量的提升。由此可见，学生的柔韧素质直接影响学生瑜伽动作完成的质量，也关系到瑜伽教学的质量。因此，瑜伽教师要意识到柔韧素质对教学的重要性，不断强化对学生柔韧素质的训练。只有强化柔韧素质训练，才能使瑜伽教学中大多数学生达到瑜伽训练要求，用较高的柔韧素质去提升瑜伽动作质量，进而促进瑜伽教学质量和水平的提升。

（四）好的柔韧素质能有效激发学生兴趣

教育心理学将兴趣作为成功完成一件事的必备元素。学生一旦对某一件事情产生浓厚的兴趣，便会全神贯注、专心致志地投入其中，成功率自然很高。兴趣可分为直接兴趣与间接兴趣，两者相互融合。在高校瑜伽教学中，教师不仅要激发学生的直接兴趣，还要使其保持直接兴趣，或者将间接兴趣逐渐转变为直接兴趣，这就需要强化对学生的柔韧素质训练。良好的柔韧素质能提升学生学习瑜伽的自信心，能随时随地激发和保持学生的直接兴趣，使其喜欢瑜伽学习与训练。兴趣一方面来源于外界因素的刺激，另一方面则来源于自身的喜爱与肯定。柔韧素质好的学生更容易在瑜伽学习中发现自我价值，体会到瑜伽学习的乐趣，而这样的学生能长久保持学习兴趣，提高瑜伽训练质量。

（五）提高学生学习瑜伽的积极主动性

积极主动性是学生参与瑜伽教学活动，实现师生交流互动，并高质量完成瑜伽动作的基础与前提。高校瑜伽教学要实现以学生为本，尊重学生的课堂主体地位，关注学生个体发展。这就需要教师提升学生瑜伽学习的积极主动性，使其主动接触瑜伽，自主进行瑜伽练习。唯有如此，高校瑜伽课堂才会逐渐成为学生赏心乐读之所，帮助学生实现自我价值。在高校瑜伽教学中，各个瑜伽动作对学生柔韧素质的要求不同，教师可以根据不同难度动作的要求，对学生进行有针对性的柔韧素质训练。教师可以将瑜伽动作分为难、中、易三个类别，然后让学生根据自身的柔韧素质情况，选择适宜的动作来训练，并在实践训练中不断提升柔韧素质，改变训练级别。此外，教师还应激励学生自主进行瑜伽训练。

三、瑜伽教学中柔韧素质训练的方法、步骤及注意事项

（一）柔韧素质训练的方法

瑜伽教学中柔韧素质训练的方法主要有以下两种：

第一，巧用动力拉伸法。这种训练方法是相对有效的柔韧素质训练法，它是指学生在瑜伽训练中有节奏地重复某一个动作，进行反复、持久的训练，对身体的各个软组织进行拉长训练，以达到对身体柔韧度的训练，如连续从各个侧面踢腿、甩肩等。

第二，静力拉伸法。这需要学生先通过动力拉伸法缓慢、逐渐地将身体软组织进行拉伸、拉长，在拉长到某一个程度时可以暂停拉长，并静止一段时间，在这段时间内的拉伸便是静力拉伸。把静力拉伸、动力拉伸结合起来进行锻炼，能有效提升练习者身体的柔韧性。

（二）柔韧素质训练的步骤

瑜伽教学中柔韧素质训练的步骤如下：

第一，胯部训练。胯部是在学生进行瑜伽训练中发挥重要作用的一个部位，训练胯部柔韧性可从趴胯、搬胯、劈叉等动作开始，胯部练习目的是使学生的胯部充分打开。

第二，正腿、后腿训练。柔韧素质训练离不开对正腿、后腿的系统训练。在训练中，对于学生不规范的动作，教师要对学生进行正确地搬、压、耗等，直至学生完成反复的腿部训练。

第三，肩、胸和腰的训练。在训练中，肩、胸的训练要尽可能同时进行，先让学生学会简单的肩、胸推压训练，进而让学生转战复杂动作。腰部训练也很重要，教师应采用多种途径让学生进行腰部训练。

第四，肌肉支撑训练。这一训练属于压轴训练，教师应特别对待。

（三）柔韧素质训练的注意事项

瑜伽教学中柔韧素质训练的注意事项主要有：

第一，合理把握训练力度。例如，在进行拉伸身体软组织时，用力要适度，要做到

既不拉伤软组织,又能达到训练结果。一般情况下,学生在拉伸时如果感到酸、痛、胀,则说明这时所用的力气是最佳的。

第二,激发学生兴趣。很多学生感觉柔韧素质训练枯燥乏味,不愿积极配合。这时教师应在训练中渗透趣味元素,激发学生训练的自主性。

第三,消除学生在训练时的紧张感。学生如果在训练时出现了紧张、焦虑等情绪,教师要及时缓解,正确疏导,并帮助其顺利进入训练正轨。

第四,训练强度要适中。强度适中的训练是提高学生柔韧素质的关键,教师应给以重视。

第二节　高校瑜伽教学中的形体训练

形体训练是所有运动项目的基础。形体训练主要通过舞蹈基础练习,结合古典舞、民族民间舞蹈进行综合训练。形体训练可以塑造练习者优美的体态,培养练习者高雅的气质,纠正练习者在生活中不正确的姿态。形体训练是一项高雅的健身项目,在高校瑜伽教学中引入形体训练,不仅能够促进学生的身心发展,还可以推进高校瑜伽教学的改革与进步。

一、形体训练和瑜伽的关系

瑜伽需要在专业人士的指导下进行练习,否则容易给练习者的身体带来伤害。瑜伽的专业训练有前倾式坐姿、弯曲式坐姿、站姿、平衡的姿势、放松的姿势等。由此可见,瑜伽对练习者身体的柔韧性、协调性等都有较高的要求。形体训练的目的也是矫正身姿、锻炼练习者的耐力。在这方面,形体训练和瑜伽是具有相同点的。练习者在进行瑜伽练习前先进行形体训练,通过在专业人员的指导下进行练习,提高身体的舒展度、柔韧性等,了解并掌握一些瑜伽的基本动作,这样练习者在进行瑜伽学习时就能够很快地进入状态,掌握瑜伽要领,感受瑜伽的特有魅力,增强学习瑜伽的兴趣,提高练习瑜伽的积极性，从而能够更好地学习瑜伽，感受瑜伽。由此可见，瑜伽和形体训练是相辅相成、相互促进的，将形体训练融入瑜伽教学有着非常重要的教学意义。

二、形体训练对瑜伽教学的作用

（一）调动学生的积极性，激发学生学习瑜伽的热情

瑜伽要求学生具备较强的身体柔韧性及灵活性。但除了少数有舞蹈基本功的学生，大部分学生的身体柔韧性有待提高，很难掌握瑜伽动作，他们练习起来较为困难，长此以往，学生逐渐失去练习瑜伽的积极性，甚至放弃瑜伽练习。因此，在瑜伽教学中引入形体训练十分重要，形体训练可以改善学生的身体条件，增强学生身体的灵活性，从而使学生能够更积极地投入到瑜伽训练中来，感受瑜伽所带来的乐趣。

（二）提高学生瑜伽学习的质量

形体训练可以矫正学生的身姿，提高学生身体的协调性，这也是瑜伽教学中所要求的。形体训练是学生在优美音乐旋律下，使身体各个部位得到舒展。瑜伽的练习也是在音乐中进行的，学生在形体训练中对音乐的掌握有助于加深对瑜伽音乐的理解和鉴赏。由此可见，学生进行形体训练可以提升瑜伽学习的质量。

三、在高校瑜伽教学中进行形体训练的注意事项

（一）合理安排形体训练的时间

形体训练对瑜伽教学有极其重要的作用，因此在瑜伽教学中要合理安排形体训练的时间。在进行瑜伽教学时，教师可先利用四分之一的时间让学生进行形体训练，从而使学生在进行瑜伽训练时能够更容易地掌握动作要领，调动学生学习瑜伽的积极性。形体训练要贯穿于学生的整个瑜伽学习过程，调整学生身姿，提高学生身体的柔韧性，从而使学生更好、更快地学习瑜伽，激发学生学习瑜伽的兴趣，提升高校瑜伽教学的实效，

促进高校教育事业的发展与改革。

（二）培养专业的瑜伽教师

瑜伽教师的专业水平直接关系到学生对瑜伽的理解及学习，因此各高校应当加强对专业瑜伽教师的培养。瑜伽教师不仅要学习瑜伽理论知识和瑜伽技能，还要学习如何将形体训练巧妙地融入瑜伽教学中。高校可聘请专业的瑜伽师对高校瑜伽教师进行定期培训，讲授瑜伽理论知识，指导学生学习瑜伽动作；高校瑜伽教师也可针对瑜伽教学心得进行交流，提升自身的瑜伽教学能力。形体教师和瑜伽教师也要进行定期的交流学习，取长补短，提升自己的专业水平，从而更好地进行瑜伽教学，调动学生学习瑜伽的积极性，激发学生的学习热情，促进瑜伽教学的改革与发展。

（三）加强形体训练的规范性

瑜伽对学生的柔软度、身体协调能力等都有较高的要求，瑜伽的一些基本动作具有塑形、健身的作用。学生的瑜伽动作若是标准的，则可以起到调整身姿、提升身体柔韧性的作用；学生的瑜伽动作若是不标准的，则不仅不能掌握瑜伽的基本要领，甚至还有可能拉伤肌肉，损害身体健康。因此，学生要加强瑜伽训练前的形体练习。通过形体练习，学生可以熟悉瑜伽练习的动作，放松身体，提升身体的柔韧性和轻柔度，从而能够更好地投入瑜伽练习，达到瑜伽练习应有的效果，促进身心的健康发展，增强瑜伽教学的实效性。

（四）进行形体训练时要采用循序渐进的方法

瑜伽动作具有较强的设计性，如果学生没有做到位，则在很大程度上会影响瑜伽的效果。因此，在瑜伽教学中，要制定科学的教学计划，让学生由易到难，慢慢地进行瑜伽学习。现在教学中最常用的是循序渐进的方法，这种方法可使学生提前了解学习瑜伽的一些基本知识与动作，调动学生学习瑜伽的积极性。学生通过不断练习掌握了一些基本要领后，教师可以逐步增加形体训练的难度，提升学生的柔韧性与身体协调能力，使学生能够更快、更容易地掌握瑜伽动作，从而达到瑜伽教学的目的。瑜伽教师还要针对学生的个体差异化特征采用合适的方法进行教学，保证每个学生都能够掌握瑜伽动作要领，感受瑜伽所带来的美感及艺术性。

瑜伽可以调节学生的身心，增强学生的活力，促进学生形成积极、向上的乐观态度。瑜伽练习与形体训练是相辅相成、相互促进的。形体训练可以调动学生的积极性，激发学生学习瑜伽的热情，提高学生瑜伽学习的质量。因此，应当将形体训练引入瑜伽训练，增强瑜伽教学的实效性。

第三节　高校瑜伽教学中的呼吸训练

呼吸是瑜伽练习中的关键。通过对呼吸在瑜伽练习中的重要性、瑜伽呼吸方式以及瑜伽教学中呼吸训练要点进行分析，笔者认为正确的瑜伽练习必须先从呼吸开始，而不应先从体位开始。瑜伽呼吸可以帮助大学生在瑜伽练习中更深入地放松身体和精神。

瑜伽作为修身养性的健身项目，它以呼吸柔和、动作缓慢的运动方式，将人的生理、心理、精神集为一体，通过身体和调控呼吸控制人的心智和情感，保护身体健康，减少负面情绪。瑜伽作为一种时尚的健身方式走进大学校园，深受大学生的喜爱，它可以帮助大学生有效缓解学习、生活的压力。但是在瑜伽课的实际教学过程中，大学生普遍对瑜伽呼吸的认识较片面，容易产生一些呼吸方面的困惑及误区。大学生往往只关注瑜伽动作的规范性以及身体的柔软度，而很少从根本上进一步认识瑜伽呼吸对人机体的作用与影响，使瑜伽练习成了一种锻炼身体的徒手体操动作，达不到人们对其最初的追求。

一、瑜伽教学中呼吸训练的重要性

呼吸是生命的特征之一。呼吸节律的变化表明人们的情绪、行为和健康也在发生变化。瑜伽的呼吸法训练能让人掌握正确、科学的深呼吸方法。它能使身体变得稳定、放松，能更好地舒展筋骨，并且能最大限度地将氧气吸纳到肺部，对身体的健康非常有益处。深呼吸能调节人的情绪，使心灵获得平衡。所以，瑜伽的精髓是由呼吸来控制身体，使身体放松，以达到身心合一的境界。瑜伽经典理论认为，呼吸是瑜伽实践的源头。

呼吸是人最重要的机能。呼吸人人都会，但是人们对呼吸的了解却很少，经常以不正确的方法进行呼吸。由于人为的因素，大部分成年人会有呼吸不完全的现象。人们的呼吸一般是任意和不规律的，大多数人呼吸浅短、缺乏规律，只利用了肺部 1/3。连续不规律的呼吸，不仅损害神经系统，而且妨碍内分泌的固有功能，容易使身体变得虚弱，失去活力，甚至让人产生经常性的疲劳感和沮丧感。

瑜伽理论认为，人的呼吸受意识的影响，复杂、混乱的思维意识会导致呼吸失去平衡。人的身体状况在很大程度上依赖于呼吸的规律性，呼吸方式可以充分反映出一个人的情绪情感。当人们在心烦意乱的时候，呼吸就变得很慢，没有规律；当人们在狂怒、焦虑和紧张不安时，呼吸则变得迅速、混乱。

所以，在开始习练瑜伽的时候，想要让瑜伽的作用发挥得更好，首先要进行呼吸的习练，而不是先进行体式的习练。只有正确的呼吸才可以让身体更好地放松。因此，认识呼吸的重要性和掌握正确的呼吸方法是瑜伽修炼的当务之急。

二、瑜伽教学中呼吸训练的要求

练习方式：用鼻呼吸。用鼻子呼吸可以过滤和温暖空气，以免刺激呼吸系统。练习过程中要保持鼻腔和口腔清洁，保持呼吸的顺畅。

练习地点：要在安静、通风、干净的场所。

练习时间：空腹状态下或饭后 3~4 个小时。

练习姿势：坐式或仰卧。

呼吸要有一定的自然节律，避免过度用力。瑜伽的呼吸是自然而然进行的。

三、瑜伽教学中呼吸训练的好处

瑜伽呼吸法有很多好处，它能促进瑜伽练习者的身心健康。瑜伽的呼吸主要靠腹肌、肋间肌和横膈膜的运动来进行。这种呼吸均匀、缓慢且深长，可以向身体的各个器官提供更多氧气。平稳呼吸可以使瑜伽练习者的心肺功能保持良好状态，能让人变得从容平静。瑜伽呼吸的好处主要有以下几点：

第一，瑜伽呼吸能提高免疫力，预防呼吸系统疾病，改善消化系统功能。

第二，瑜伽呼吸能有效地放松身心，改善失眠状态，增强体质。它可以使身体的各个器官获得更多的氧气，加速血液循环，从而达到排毒的效果。

第三，按摩滋养腹腔器官。随着腹肌的起伏运动，胃肠的活动量就会增大，消化功能也将得到加强，从而使人体对养分的吸收更加充分。

第四，减肥。增强腹肌力量，移除腹壁脂肪。呼吸的深度决定肠部蠕动与收缩能力，深度呼吸能够加快新陈代谢，加速脂肪的消耗，这样就会达到更好的减肥效果。

第五，保持青春。瑜伽的完全呼吸能控制身体，使身体处在健康状态，增强人体活力。它可使人头脑灵活，体力充沛，焕发青春活力。

第六，消除紧张和疲劳。在瑜伽训练中，练习者能够通过有意识地呼吸，排除体内的废气、虚火，消除紧张和疲劳。人们能够主动调节呼吸的深度和频率，放松绷紧的神经，舒缓焦虑的心情。

第七，改善心理状态，控制情绪。瑜伽的呼吸法有助于身心完全放松，使身体内产生一种让人心情愉快的"脑啡肽"，让人逐渐达到"身松心静""身心合一"的状态，能够使人有效改善心理状态，控制情绪。

四、瑜伽教学中呼吸训练的方法

瑜伽的呼吸方法大概有 10 多种，教学中较为简单也容易为初学者所掌握的有"腹式呼吸法""胸式呼吸法""完全呼吸法"。

（一）腹式呼吸

腹式呼吸是瑜伽教学中最重要、最基础的一种呼吸方法之一，这个呼吸法的适用率一般较高。腹式呼吸是通过加大横膈膜的活动来完成的。在呼吸的过程中，要求胸腔保持不动，腹部一起一伏。正确的腹式呼吸是体位法、冥想和高阶呼吸调控的基础。吸气时，横膈膜下降，腹部会抬起。吸气越深，腹部升起越高。呼气时，横膈膜自然而然地升起，腹部向内、朝脊柱方向收，凭着收缩腹部的动作把废气呼出双肺之外。

腹部是人体气血交汇之处。腹式呼吸可以促进全身的气血循环，通过按摩腹部内脏，把肺里的废气、浊气排出体外。同时，腹式呼吸也会增强消化功能，从而使人体对养分的吸收更加充分。另外，腹式呼吸能够有效地锻炼腹部肌肉，使小腹肌肉变得紧缩而结实，达到减肥瘦身的效果。

（二）胸式呼吸

胸式呼吸主要靠肺中间的部位来完成呼吸，是通过肋间肌的收缩或舒张，增加人体的肺活量。每个人在日常生活中的呼吸基本上是胸式呼吸，它是一种无意识的、浅而短的呼吸方式。而在瑜伽呼吸练习中的胸式呼吸则是一种有意识调控的、深而长的呼吸方式。深深吸气，把空气直接吸入胸部区域；胸部区域扩张（腹部应保持平坦）；吸气越深，腹部越向内、朝脊柱方向收入；吸气时，肋骨是向外和向上扩张的；然后呼气，肋骨向下并向内收。在情绪不稳定的时候，多做几组深而长的胸式呼吸，可以使心态逐渐平和，稳定下来。

（三）完全式呼吸

完全式呼吸是把腹式呼吸和胸式呼吸结合起来完成的，这是一种自然的呼吸方法。轻轻吸气，先将腹部吸满空气，再充满胸部的下半部分，最后充满胸部的上半部分；尽量将胸部吸满空气，双肩可略微升起，胸部也将扩大，腹部内收；呼气时，先放松胸部，再放松腹部，用收缩腹部肌肉的方法结束呼气，确保肺部呼出最大量的空气。整个呼吸应该是畅顺而轻柔的，就像波浪轻轻地从腹部波及胸膛中部再波及胸膛的上半部，然后减弱停息。

运用完全式呼吸，排出的二氧化碳量是普通呼吸的三倍以上，可以大大增加氧气供应，使血液得到彻底的净化；还可以使膈肌和胸腔得到锻炼，从而提高胸腹组织的活力和耐力，增强人体抵抗力，降低患呼吸系统疾病的可能性。

五、瑜伽教学中呼吸训练的运用法则

在瑜伽方面有所成就的人认为，体位法中的呼吸就和人体一般的呼吸一样，是非常自然的，非但不需要憋气，更因种种状况不同，长度也会调整。呼吸训练贯穿整个瑜伽运动的始终。瑜伽教学中呼吸训练的运用法则主要有以下几点：

第一，起吸落呼，开吸合呼。也就是胸腔扩开的时候吸气，胸腔缩小闭合的时候呼气。但要注意，不应在呼吸期间为了刻意追求夸张的效果而导致身体各部位任何形式的紧张。

第二，动作顺应地心引力时呼气，动作对抗地心引力时吸气。扭转身体时呼气。呼吸要带动动作，它是动作的来源。练习时要先呼吸再做动作，动作先结束然后呼吸才结束，呼吸的过程大于做动作的过程。呼吸的深浅会影响到动作的幅度。

第三，呼吸训练的过程中，意识必须集中。瑜伽遵循"规则、均匀、长、深"的呼吸原则。练习时一定要注意把握呼吸节奏，不要急于完成动作。呼与吸的比例是1∶1，逐渐过渡到1∶2，尽量拉长呼吸的周期，中间不能悬息。在练习三个月无悬息的呼吸之后，才可进行悬息练习。练习者一定要量力而行，循序渐进。

第四，在做困难的动作时呼吸较快，在保持平衡的姿势时呼吸较深沉。强调某个部位体位法，姿势停留时，可配合数个深呼吸。当精神不佳或者很疲倦的时候，可以通过快速有力的呼吸给身体充电，恢复精神；当感到焦虑紧张的时候，可以通过深长缓慢的呼吸，来使心态变得平和，达到放松的效果。

第五，瑜伽教学中的呼吸训练不应有任何勉强，保持自然、轻松地呼吸即可。保持一个姿势的过程中，如果觉得呼吸很难维持或出现憋气、急促的现象，就说明这个动作的幅度超出了个人能力范围。教师可以指导学生根据自己呼吸的表现来调节动作伸展的程度，最重要的不是动作是否到位，而是自己的呼吸是否顺畅，身体伸展的肌肉走向是否正确。

对于初学者来说，掌握呼吸方法有一定的难度，这主要表现为呼吸习惯的不适应。教学中，教师要随时强调体位中的呼吸方式，在指导学生练习体式的过程中，应边示范动作，边提示学生如何进行正确的呼吸。教师对于初学者的提示可以具体到何时吸气，何时呼气。此外，初学者可以一个动作分几次呼吸，动作就停在吸气结束的时候，但后弯的姿势除外，一次呼吸就应完成。尤其是简单的体位，教师应该提醒学生慢慢地适应呼吸和体位的相互配合。只有这样，瑜伽教学中呼吸训练的效果才会更加明显。

总之，瑜伽教学中的呼吸方法是可以练出来的。练习者在进行呼吸训练时，应慢慢控制思维，不要暗示自己刻意呼吸，逐渐将潜意识里的呼吸还原到自由、自然的状态，让呼吸和身体的动作协调起来。这样才可以让瑜伽教学起到事半功倍的效果，才能让练习者尽情享受瑜伽的魅力。

第四节 高校瑜伽教学中的表象训练

在瑜伽教学中，运用表象训练有助于学生通过心理训练，使身体运动与大脑思维活动有机结合，以达到让学生迅速地掌握瑜伽技术动作，提高教学质量的目的。

瑜伽作为一种塑身美体、舒缓精神压力的体育运动项目，由于它对人生理、心理的特殊作用，在城市中吸引了大批练习者。如今，瑜伽走进了高校课堂。瑜伽教学一般采取传统的示范法教学，即通过教师的示范、讲解来完成教学任务。传统的教学方法容易使学生感到很枯燥和乏味。运用表象训练进行教学，即利用人体的视觉、动觉、平衡觉、听觉等器官对刚建立的技术动作进行强化，可使学生建立正确、清晰的技术动作概念，加快技术动作的形成，能够为学生最终掌握瑜伽动作打下良好的基础。表象训练有助于发展学生的智力及心理认知能力，培养学生学习瑜伽的兴趣，增强瑜伽课的教学效果，提高瑜伽课的教学质量。

一、表象训练的概念

表象训练是体育运动中被广泛采用的心理训练方法之一。表象训练就是在暗示语的指导下，利用所有的感觉对经验进行重现或再造的过程，即利用有关运动的所有适宜的感觉，如视觉、听觉、触觉、嗅觉、动觉、味觉等以及和运动经验有关的情绪、心境状态,在脑中反复想象某种运动动作或者运动情景进行演练,如重现过去的运动经验,创造新的运动形象或运动情境,从而提高运动技能和情绪控制能力的方法。在表象训练的理论与实践中,表象训练又被称为视觉化训练、意想演练或者想象训练等。它不仅仅作为一种相对独立的心理学训练方法被广泛应用到运动实践中去,而且在其他一些心理学训练和心理干预的方法中也常常以表象训练为主要内容。

二、表象训练在技能形成不同阶段的运用

学生掌握技能要经历泛化、分化和巩固三个阶段。在瑜伽教学中,教师应根据学生在不同阶段的生理特点,选择合适的表象训练内容。

在泛化阶段,学生大脑皮层处于兴奋状态,这时他们的内抑制能力差,易出现多余动作,视觉表象起主导作用。在这个阶段,肌肉的外表活动往往是动作僵硬不协调,不该收缩的肌肉收缩,出现多余的动作,而且学生做动作很费力。这些现象是大脑皮质细胞兴奋扩散的结果。为了让学生建立完整、清晰、准确的视觉表象,教师的讲解示范应该讲技巧,教师应根据不同动作的技术特点,做到把完整示范与分解示范相结合,把正面示范与侧面示范相结合。教师在该阶段可利用图片、录像等多媒体教学手段使学生形成清晰、正确的视觉表象。教师在对学生进行表象训练后要让他们进行尝试性练习,使学生逐步形成动觉表象。

在分化阶段,大脑皮质运动中枢兴奋和抑制过程逐渐集中,由于抑制过程加强,分化抑制得到了发展,练习过程中的大部分错误动作得到了纠正,所以学生能比较顺利和连贯地完成完整动作,这时也就初步建立了动力定型。但定型尚不巩固,遇到新刺激时,多余动作和错误动作可能会重新出现。这时教师要特别注意纠正错误的动作,让学生体会动作的细节,促进分化抑制进一步发展,使动作更趋准确,这对改进学生的技术动作十分重要。随着技术动作的逐步熟练,动觉表象的作用会越来越大。

在巩固提高阶段,学生中枢神经的兴奋与抑制在时间和空间上更加集中和准确。此时,不仅动作准确、优美,而且某些环节的动作可出现自动化,即不必有意识地去控制就能完成动作。在环境条件不变时,动作技术也不易被破坏。但如果不经常巩固练习,

已建立的动力定型还会消退。学生在该阶段可通过动觉表象,自如地做出瑜伽动作。这时教师应多安排一些练习,以帮助学生巩固动作。

三、表象训练法的步骤

上课前,教师要将根据教学内容制作的运动动作技术过程图片或战术示意图发放给学生,并进行讲解示范,使学生通过想象在脑中重现教师的正确示范或图片、录像上的技术动作形象,初步建立清晰的动作表象和基本动作。

在进行表象练习时,教师要用明晰、简练的语言引导学生练习,同时要求学生用同样的语言记忆,并借助语言提示巩固相应动作表象。例如,三角伸展式:两手臂在同一条直线上—胸腔打开—膝盖伸直。学生跟随教师的语言展开想象,反复地进行表象练习。

在学生进行多次表象练习后,教师可以让学生进行身体练习,要求学生把视听信息转变成身体运动信息,逐渐增强学生对动作本体感觉和肌肉感觉的控制能力,形成认知——动作的联结。此时,教师要引导学生有意识地体验肌肉感觉,进行动觉表象练习,逐步提高技术动作的正确性,建立良好的动作本体感觉。

每次运用表象练习时,教师应激发学生在身体练习中获得成功时的情感体验和动觉体验,以重现的方式加以巩固,并进行表象练习,使动作过程更加生动、真实,再进行身体体验。

学生在进行身体练习前后,应做 1~2 次表象练习。在练习新动作时,为使学生形成完整的动作表象,初步掌握动作,教师要发挥主导作用,以精练的语言提示和引导学生在脑中重现规范化动作或战术组合,其表象教学程序为:看示范、听讲解—表象练习—身体练习。在复习和巩固动作时,其表象教学程序为:表象练习—身体练习—重点动作表象练习—改进动作身体练习。在复习和巩固动作期间,以学生自我独立练习为主,教师除了要求学生重现动作要领和形象,还要求学生重现动作感觉等,教师应根据学生的动作效果及时调整自己的教学方法。

教师要总结每节课学生学习的情况,如学习的进展、掌握动作的程度、出现的问题、取得的成绩等,同时给学生布置课后作业,让学生在课余时间进行表象训练。

教师应安排学生进行课外表象练习，利用睡前、起床后的时间进行 3~5 分钟表象练习。学生在这段时间里，自己在脑海中重现自己在课堂上观看的录像、图片、教师的示范，以及自己的学习过程。

四、表象训练法在高校瑜伽教学中的应用

（一）在瑜伽动作技能形成认知的阶段应用表象训练法

瑜伽动作技能认知阶段是高校瑜伽运动教学的初始阶段。掌握此阶段的知识内容，不仅可以为学生后期的学习和训练奠定坚实的基础，还能够有效地提高瑜伽教学的质量和效率。因此，教师在此阶段教学中，应用表象训练法帮助学生对瑜伽动作形成正确的认知。首先，教师需要通过亲身演示的形式，将具体的瑜伽动作展示给学生，使学生在脑海中形成视觉表象；其次，教师通过言语和肢体动作的引导，促使学生完整地还原出脑海中的动作；最后，教师在应用表象训练法时，不要过多地重视学生瑜伽动作的标准性，而是要将教学重点放在学生的瑜伽体位和整体的动作轮廓上。

此外，在认知阶段应用表象训练法，应该以学生形成正确的瑜伽动作认识为重点，而不是以瑜伽动作要领训练为重心。例如，教师在开展"新月式"认知教学活动时，就可以采用表象训练法。教师为学生示范"新月式"动作，并要求学生通过视觉感官，在脑海中形成既定的动作表象。同时，教师还要告知学生，在做"新月式"动作时，要配合怎样的呼吸节奏。随后，教师要鼓励学生不断地重复"播放"脑海中的动作表象，并且要在"播放"表象的过程中，合理地融入呼吸方式。如此一来，学生就能够在脑海中对"新月式"动作产生完整的认知。此时，教师需要让学生还原出"新月式"动作，并且教师要运用语言和肢体引导的形式，不断地提高学生的动作规范性。

（二）在瑜伽动作技能不断完善阶段应用表象训练法

在瑜伽动作技能不断完善的阶段，应以提高学生的动作标准程度为主。所以在应用表象训练法时，教师需要不断地强化语言，以此加深学生对动作的理解，帮助学生形成熟悉、牢固的视觉表象。例如，教师在进行某一个体位动作教学时，可以根据体位动作

的特点，起一个特别的、形象的名字。当学生在做与此体位相关的动作时，教师就可以不断地强调体位名字，从而加深学生对该体位的印象，不断地完善瑜伽动作技能。在瑜伽动作技能不断完善阶段应用表象训练法，不仅能够提高瑜伽教学的质量，还可以不断地完善学生的视觉表象，进而达到提高学生动作标准性的目的。

综上所述，在高校瑜伽教学中，教师结合瑜伽教学的特点和学生的实际情况，采用表象训练法，不仅能够获得良好的教学成效，还可以成功地激发学生的学习兴趣。因此，教师需要在实际教学中（包括在不同的瑜伽教学阶段里），创新出更加高效的表象训练法应用的形式，进一步提高瑜伽教学的质量。

第五节 高校瑜伽教学中的体位训练

本节简要概述了高校体育教学中常见的祁阳式、猫伸展式、腰转动式以及前伸展式四种瑜伽体位法，进而分析了在瑜伽体位训练中应注意的事项，希望能促进瑜伽体位法教学的安全开展，提高大学生的身体素质和心理素质。

瑜伽主要包括五大派别和八大体系，涉及体育、艺术、哲学以及科学等多学科知识，是身体、心理以及精神状态方面的有效修养方法。瑜伽运动主要包括体位的调节、呼吸的控制以及精神的冥想三方面内容，在瑜伽体位法教学中，教师要特别注意这三方面要素的协调配合，提高瑜伽体位法教学效率，使大学生保持平和的心态，提高其身体素质，增强其心理承受能力，使其以饱满的精神状态积极面对大学生活中的种种机遇和挑战，从而促进学生的全面成长发展，满足社会经济发展对综合型素质人才的需求。

一、瑜伽体位法基本简介

（一）祁阳式

祁阳式即"向太阳致敬式"，进行祁阳式瑜伽体位练习，需要体位、调息以及精神冥想的协调配合。具体而言，做这个动作时，首先要保持自然的站立状态，确保两脚之间的距离接近肩宽，然后调节呼吸，缓慢吸气，同时从身体两侧用两臂向外画弧直至举向头顶上方，待吸气完成，将手掌转向前方，并保持两臂的平衡；然后开始呼气，并将身体和两臂以弧形向地面弯曲，待手接触地面时停止呼气，此时需要屏住呼吸，保持此姿态 6~8 秒，确保身体处于放松状态，而且要依据个人的实际身体状况来确定动作的强度，避免过度拉伸而损害身体。祁阳式瑜伽体位法练习有以下作用：有利于呼吸系统、消化系统、呼吸系统以及内分泌系统的协调运动；增强肺部呼吸功能，加速血液循环；使脊椎和腰部都到锻炼，能有效缓解腹痛；能促进消化和吸收。

（二）猫伸展式

练习者在进行猫伸展式的瑜伽体位练习时，首先要跪在瑜伽垫上，使屁股坐在脚跟上，并保持背部挺直，同时缓慢地将身体向前倾斜，并伸直两臂使之与地面垂直；然后吸气、抬头和收背，持续 6 秒左右；紧接着呼气、低头并拱起背部，同样持续 6 秒左右。猫伸展式瑜伽体位法有利于增强人体脊柱的弹性，并促进肩颈放松，调节神经系统，同时还能促进人体血液循环，增强消化功能并消耗腹部多余脂肪，具有良好的瘦身效果。而且，此姿势还对女性生殖系统有益，能帮助女性缓解月经痉挛，还能有助于治疗月经不调。

（三）腰转动式

练习者在进行腰转动式瑜伽体位练习时，首先要使双脚保持与肩同宽的距离，并使十指交扣，同时要缓慢吸气，将手掌转向上方；缓慢呼气，并使身体向前弯曲直至双腿与背部成直角状态，同时双眼要向双手看齐；缓慢吸气，并将上身躯干转向右方；缓慢呼气，并将身体转向左方，重复四次这种呼吸和转向动作；将上身躯干收回，使身体恢复直立状态，进而放低手臂并松开双手，并重复整体动作。练习腰转动式动作有利于锻炼手臂、腰部、背部以及髋关节，并使腹部各器官得到按摩，同时还能分散并减少腰围上的脂肪，塑造健美身形。

（四）前伸展式

练习者在进行前伸展式瑜伽体位练习时，要坐在瑜伽垫上，并使双腿向前自然伸展，然后使上身向后倾倒,同时将手掌移至髋后,并使十指指向双脚,然后弯曲膝盖,将双脚自然平放在瑜伽垫上,接着一边收腹一边呼气,同时要轻柔缓慢地将臀部升离地面,接着双脚向前移动,使两膝伸直且不弯曲。此时,双臂要和地面垂直,而且要确保身体重心落在双臂和双脚上,并将头部自然抬起或者垂下,保持正常呼吸,保持此姿势 10~30 秒。之后缓慢呼气,并逐步将身体收回至,恢复到起始状态。练习前伸展式动作有助于缓解疲劳,能促进双腿、腹部及喉部的伸展,还能增强腕部和踝部的力量,促进血液循环,增强体质。

三、瑜伽体位法教学注意事项

(一)练习前的沐浴

在进行瑜伽体位法练习之前可以尝试洗个冷水澡,这有助于提高练习效果,而在体位法练习结束后禁止立刻洗澡。此外,在出现身体过热的情况下,不适宜进行瑜伽体位法练习。

(二)练习的时间和地点

瑜伽体位法教学训练不适宜在饭后立刻进行,教学训练的最佳时间为日落前两个小时,这个时间段空气清新,环境幽静,肠胃活动慢。因此,在高校体育教学中,教师可以尝试将瑜伽体位法训练安排在下午第一节课。对于瑜伽体位法教学训练的地点,要确保空气流通、环境安静,要坚决避免在寒风凛冽或者是空气污浊的地方进行教学。

(三)练习的毯子和服装

瑜伽体位法教学所使用的毯子应是用天然材料制作的可折叠式毯子,确保毯子能隔绝地面和身体,要避免使用气垫或床垫,因为气垫和床垫不能给身体的脊柱足够的支撑,不利于瑜伽体位法教学和练习。至于瑜伽体位法练习所使用的服装,要尽量保持衣服宽松以及轻便舒适,而且赤脚练习最好,在练习之前练习者要摘下眼镜、手表以及手链等装饰物品,避免在练习过程中意外受伤。

（四）反向体位练习

在进行中、高等难度的瑜伽体位法练习时，要注意反向体位练习。例如，在后屈身之后要进行前屈身，在身体左边姿势做完之后要进行右边身体的重复练习。反向体位练习有助于身体恢复平衡状态，在瑜伽教学中要引起高度重视。

（五）倒立体位法

肠内有气体或者是存在发酵感、血液浓度过高，以及女大学生处于月经期时，要避免进行倒立体位法练习。因为在这种状态下进行倒立体位法练习，很可能引起毒素侵害大脑，也可能导致经血进入输卵管，危害身体健康。

（六）避免练习中扭伤

在进行瑜伽体位法练习时不宜用力过猛，很多学生在体位法练习初期会觉得肌肉僵硬，但坚持练习几周后肌肉就会变得灵活。学生在进行瑜伽体位法练习时要量力而行，切忌逞强，也不能性急，要确保动作缓慢，避免骤然用力，要在自身所承受的能力范围内进行体位法练习，一旦发现身体某部位疼痛难忍时就要立即终止练习，避免身体扭伤。

四、高校瑜伽体位法教学的功效

高校瑜伽体位法教学的功效主要有以下几点：

第一，保持体态健美，提高身体素质。高校开展瑜伽体位法教学，学生通过练习能够增强呼吸系统功能、免疫系统功能，进而提高身体的抵抗能力，而且有助于调节内分泌系统，提高身体柔韧度，消耗多余的脂肪，塑造健美的体态，提高身体素质。

第二，缓解精神压力，减轻心理问题。在瑜伽体位法教学中，学生通过练习能够有效调节身体各项机能，有利于修身养性。在练习过程中，呼吸的调节以及精神的冥想可以帮助学生保持平和的心态，并有效缓解学生的精神压力，减轻学生的心理问题，使学生保持身心愉悦，从而促进大学生身心的健康成长。

综上所述，瑜伽体位法练习有利于帮助学生强身健体，缓解疲劳，消除紧张焦躁的情绪，在健身、塑形、意识形态以及生活方式方面具有积极的意义，而且适合作为终身锻炼的运动方式，在高校体育教学中进行拓展。

第六节　高校瑜伽教学中的运动损伤

瑜伽是当前比较推崇的一种健身运动，它所提倡的理念是回归自然。通过练习瑜伽，练习者可以找到身体和心理最佳的结合点，进入一种至美的境界。随着瑜伽的兴起，因练习瑜伽而产生的身体损伤也随之而来，尤其是关于脊椎的疾病逐渐增多。在进行高校瑜伽教学的时候，损伤也时有发生。为此，教师在教学中要采取相应的措施，进行有效预防。

一、瑜伽练习中比较常见的损伤及其特征

（一）常见的瑜伽损伤

瑜伽教学中常见的损伤主要有以下几种：

第一，头部损伤，主要是在瑜伽练习时进行了手倒立式、孔雀起舞式等体式的练习，造成头部撞伤或者擦伤。

第二，颈椎损伤，主要是在练习的时候使用了使脊椎承受压力过大的体式，如头倒立式、肩倒立式、侧犁式等。这些体式很容易造成颈椎关节的错位，严重时会造成颈椎间盘突出。

第三，脊椎损伤，主要是不恰当地练习脊柱扭动式、弓式、眼镜蛇式等体式，造成脊椎受伤。

第四，腰部肌肉损伤，这与套索扭转式、风吹树式、圣哲玛里琪式等瑜伽体式密不可分。

第五，踝关节扭伤，这与束角式、卧英雄式等瑜伽体式的练习有直接关系。

（二）瑜伽损伤的显著特征

瑜伽损伤的主要特征是疼痛感滞后。因为瑜伽的运动姿势比较缓慢，不剧烈，所以伤痛一般不能当即被发现，往往会在几个小时或几个星期之后才能慢慢暴露出来。许多练习者可能并不清楚自己的损伤是因练习瑜伽导致的。

练习瑜伽所造成的损伤在检查时较难确认。通常情况下，瑜伽所造成的损伤属于软组织受伤范畴，常发生于肌肉、韧带和软骨等身体部位，一般的 X 光片很难把这种损伤明确地辨认出来，很多医生和患者没有给予足够的重视，甚至有些患者将瑜伽造成的伤害归于关节炎等疾病。例如，人们经常把瑜伽对肩部的损伤归结为肩周炎。

瑜伽所造成的损伤需要较长的时间才能恢复。一般情况下，瑜伽运动造成的韧带、软骨组织损伤需 8 周的时间恢复，而对于脊柱和神经痛这类损伤来说，需要的恢复时间至少为 4 个月。

二、瑜伽运动损伤产生的主要原因

（一）教学者的原因

目前，还没有建立严格、系统的瑜伽教育机构。很多瑜伽教师在接受短期培训后就获取了相应的资格证，无法在根本上保证瑜伽教学的专业质量。教师不能及时指出或纠正练习者的不规范动作和姿势，既容易导致学员受伤，也会对自己造成不同程度的损伤。

（二）学员自身的因素

瑜伽之所以广受欢迎，是因为它比较温和、不剧烈，具有减肥的良好作用，因此练习者在进行这项运动时缺少必要的防护意识。在练习中，经常缺乏必要的准备，没有进行足够的热身运动，注意力分散，没有循序渐进地进行，缺乏对自身身体状况的了解，练习难度较大的动作，运动量过大，超过自身的极限值，这些都会引起瑜伽运动中的损伤。练习者对于自身适合练习什么动作，能够发展到什么层次都要有一个清楚的了解，同时也要及时与教师沟通。在进行训练之前，要做好运动准备。如果盲目追求练习的进度和体式难度，一味希望达到完美和极限，则很容易造成身体上的损害。

（三）人体自身的特点

在人体中，一些部位的生理结构比较薄弱，这是造成运动损伤的一个基本原因。比如，大腿韧带力量不足、伸展性较差、软骨组织的伸展性较差都容易导致拉伤。为此，学生在做某些难度较大的动作时，如果过于勉强自己，一味追求动作完美，则很容易造成软骨损伤。

（四）训练中的原因

在瑜伽训练过程中，训练的层次主要分为专业技术的训练和一般性的身体练习。

如果不重视科学方法的应用，盲目进行练习，不但不会进步，反而会容易造成身体的损伤。根据运动生理学理论，任何训练方式都是条件反射形成的过程。因此，练习者必须进行深入的专项训练，否则建立起来的动力定型就会不规范，甚至导致身体损伤的发生。

一般性的身体训练不足也是造成运动损伤的原因。如果练习者在柔韧性和平衡性方面的训练不足，则更易导致损伤。练习者的身体协调性较差，在进行动作训练时就容易出现动作不协调，诱发损伤。

（五）组织练习方面的原因

组织练习方面的原因主要有以下几点：

第一，没有严格按照原则进行练习。瑜伽练习应循序渐进，针对不同情况采用相应的练习方法。如果练习过程中不注重由简到繁的原则，盲目增加运动量和强度，则极容易引起身体损伤。另外，在练习时间和周期方面缺乏科学性和合理性，随意变更训练计划，都会使正常的训练程序被破坏，造成身体损伤。

第二，存在场地设备、器材和服装上的不合理性。瑜伽训练要在平整的地板或地面上进行，并铺上较为柔软的垫子。在瑜伽练习中，有些动作需要膝盖和颈椎的支撑，任何过硬和不平整的地面都会使接触的身体部位遭到损伤。同时，器材不合适、服装不舒适也会造成运动损伤。

第三，练习者身体状态差和气候不佳的因素。众多实践证明，如果练习者在过度疲劳状态下或者在病后恢复期就进行训练，往往表现出力量不够、注意力不集中、精神状态较差、反应力较差、动作迟缓等，这些都是造成损伤的原因。另外，如果房间的温度较低，肌肉、韧带的弹性和活动能力降低，也容易引起损伤。

三、运动损伤的预防

（一）了解练习原则

瑜伽教师要严格依照不同学生的身体素质和基本的人体生理机能安排运动训练，因此需要遵循以下基本原则：

1.个体化原则

不同学生在年龄、应激水平以及身体素质等方面存在差异，因此教师在为学生设定练习时间、体能限度、练习难易程度这个过程中要考虑学生本身的运动水平。人类不同的关节有不同的活动幅度，如髋关节活动范围小于肩关节。瑜伽教师要对不同关节的特点有充分的了解，将运动幅度控制在关节能够承受的范围内。

2.循序渐进原则

瑜伽练习对于练习者的平衡性、肌肉力量、韧带力量有着比较高的要求。初学者可以通过简单体位练习奠定基础，循序渐进地提升练习难度，这样有利于缓解练习者的精神压力。

3.恢复原则

练习者不宜在身心疲劳的状态下练习瑜伽。人体运动系统在疲劳状态下无法高效运行，呼吸系统与心血管系统无法支撑持续性、高强度的运动，肌肉神经反应迟缓，内分泌系统、神经系统调节功能下降，注意力不集中，这些都容易造成运动损伤。因此，瑜伽教师如果发现练习者处于疲惫状态，则要及时提醒练习者休息，学生只有在生理状态恢复正常的情况下才能继续进行练习。

（二）加强身体素质和核心力量练习

核心肌群训练对练习者掌握技术动作和保持身体姿势有十分重要的作用。髋关节、骨盆和腰共同构成了人体中最为主要的整体发力环节链。在瑜伽运动中，核心肌群力量充足能够对骨盆和脊柱起到稳定作用，增强身体平衡能力和控制能力，使练习者在静态体式下保持稳定。练习者在体式练习中，可以通过强有力的核心肌群实现体式间的转换，如前屈体式、后弯体式和平板体式间的转换。

瑜伽对练习者的柔韧素质有着比较高的要求，因此瑜伽教师要将柔韧训练纳入课堂教学内容中。结缔组织是人体韧带和肌腱最主要的组成部分，而结缔组织的主要成分为胶原纤维。拉伸练习能够充分拉长胶原纤维，实现关节运动幅度的增加，防止练习者在运动过程中拉伤韧带和肌腱。提升练习者的柔韧素质需要建立在力量训练的基础上，瑜伽教师需要组织学生进行适当的肌肉练习，为柔韧动作幅度的提升奠定良好的基础，避免练习者出现严重的软组织拉伤问题。

（三）重视课程编排的科学性与合理性

为了避免出现严重的运动损伤，瑜伽教师要组织学生进行充分的热身运动，尤其是在气温较低的情况下，热身运动能够显著降低肌肉黏滞性，增强肌肉弹性，防止出现肌肉拉伤问题。热身运动能够在较短时间内提升练习者中枢神经系统的兴奋性，使机体各系统协调工作，增强机体适应能力。

瑜伽教师在安排瑜伽课体位练习的过程中要严格遵循人体科学准则。比如，大伸展、大平衡或扭转等大幅度动作，不应该出现于起始姿势中。如果动作幅度较大，则练习者自身需要具备一定的适应能力。由于人体椎间盘在脊柱屈伸运动的过程中会受到一定的压缩力和拉伸力，脊柱扭转运动又会形成一定的剪切力，在多重受力共同作用的情况下，练习者的椎间盘部位很可能会损伤。部分练习者肌肉力量较弱、脊柱韧带强度不足，可能会在练习过程中出现纤维环破裂。因此，练习者要重视体式之间的调息，通过调整呼吸、闭眼冥想来养足精神，通过充分的休息储备能量，为持续的、高强度的运行奠定良好的基础。

在日常教学工作中，教师自身也要不断地提升教学设计的科学性和系统性，持续加强业务学习，在整体教学目标中加入运动损伤防护内容，帮助学生建立起自我保护意识，重点做好教学管理工作，将瑜伽运动损伤控制在最低限度内。

第四章　高校瑜伽课程的教学研究

第一节　高校瑜伽课程的教学模式

一、俱乐部教学模式

（一）俱乐部教学模式的优势

俱乐部教学模式的优势主要有以下几点：第一，有助于学生建立终身练习瑜伽的体育思想；第二，有助于培养学生对瑜伽运动的兴趣；第三，有助于学生养成通过做瑜伽锻炼身体的习惯；第四，有助于保持瑜伽教学的连贯性，整合课内和课外教学活动；第五，能使学生在俱乐部根据自己的兴趣学习瑜伽知识、技术和技能，提高学生学习瑜伽的主动性，还能使学生在俱乐部有目的、有计划、有组织地开展瑜伽活动；第六，有助于培养学生的人际交往能力。

（二）俱乐部教学模式的实施

1.指导思想

俱乐部教学模式以"具体问题具体分析""因材施教"为指导思想，根据学生的特点和兴趣，结合瑜伽这一运动自身的特点，具体问题具体分析，为喜欢瑜伽的学生营造更好的学习氛围，给予他们更大的学习空间。高校以一种健康而有效的教学模式在开展瑜伽课程，有利于瑜伽在我国的发展，有利于瑜伽在我国的广泛传播。

2.组织形式

学生可以根据自身的兴趣到开设瑜伽课程的体育俱乐部或瑜伽馆报名，俱乐部要监督学生的学习并做好到课记录，学生学满一定课时后才能结业，结业后才能获得相应的学分。修满学分后，学生若想继续学习瑜伽，还可以在与俱乐部沟通后，继续上瑜伽课。俱乐部不仅能够让学生积极主动地学习瑜伽，而且可以更好地满足其学习需求。

3.课程设置

（1）学时及学分

在一般高校中，对于体育专业的学生而言，瑜伽课程是必修课程，对于其他专业的学生而言，瑜伽课程则是选修课程。瑜伽课程的学时一般为 2 学时/周，全周上课，每学期学分均为 1 分。一般选修的学生修满 2 学分即可，但对于体育专业的学生而言，由于瑜伽课程是必修课程，所以需要修满 3 学分。修满学分后，还想继续上课的学生可以继续上课，但不计学分。

（2）课程管理

普通教学模式下的高校瑜伽课程一般不分种类，教学内容以基础哈他瑜伽为主。俱乐部教学模式下的高校瑜伽课程则分为哈他瑜伽、流瑜伽、阴瑜伽、艾杨格瑜伽、阿斯汤加瑜伽等不同种类，同时这些不同种类的瑜伽课程按照一定的顺序编排，学生可以根据自己的兴趣选择多种课程，但结业时只能获得一个课程的学分。另外，俱乐部还设有特色瑜伽课程，如高温瑜伽、舞韵瑜伽、球瑜伽等。学生在学习了一个学期的普通瑜伽课程后，可以选修这些特色瑜伽课程。需要指出的是，学生有选择俱乐部和教师的权利。

在俱乐部教学模式下，俱乐部负责课程的编排、时间管理以及学生的考勤管理。对于人数较多的课程，俱乐部应合理安排学生的上课时间，避免出现因场地太小、学生太多而无法正常上课的情况。上课的时间应安排在中午、晚上或周末，这样可以让学生充分利用他们的业余时间。为了做好学生的考勤管理工作，也为了更清楚地记录学生的上课情况，俱乐部会给每个学生发一张会员卡，学生每次到俱乐部上课都要刷卡。当然，在具体的课程安排方面，俱乐部要根据学校和学生的具体情况而定，学校学工处要对俱乐部的工作进行监督。

4.考核评价

在俱乐部教学模式下，对学生的学习效果进行考核，重点在于学生的兴趣、学生对课程的参与度、学生的学习态度和课堂表现等，具体的考核标准可以根据不同学校要求进行适当的调整。

（三）俱乐部教学模式所需资源

1. 教材

教材由学校统一定制，然后分发给各俱乐部，再由俱乐部分发给报名的学生。

2. 场地、设施设备

瑜伽课程对场馆的要求不高。高校只需提供场地给俱乐部，俱乐部对场地进行简单的装修即可。就设施设备而言，瑜伽课程需要的瑜伽垫和音乐播放设备，这些都由俱乐部准备。

3. 师资

俱乐部可以聘用学校的瑜伽教师，也可以另聘瑜伽教练，但有一点需要注意，即为学生上课的教师要有较好的瑜伽教学功底。俱乐部负责管理所有教师，学校负责监督俱乐部的工作。

（四）运用俱乐部教学模式的建议

与传统的教学模式相比，俱乐部教学模式具有独特的优势，将成为今后高校体育教学的重要教学模式之一。要在高校瑜伽教学中更好地运用俱乐部教学模式，应注意以下几点：

第一，更新教学观念和课程模式。开展高校瑜伽教学，重点是协调好瑜伽教学和素质教育之间的关系，牢固树立"健康第一"的思想。要在高校瑜伽教学中更好地运用俱乐部教学模式，就要优化现有的高校瑜伽课程，完善俱乐部的形式，建立一个新的课程模式。

第二，积极开展社会合作，接受社会营利性组织到学校开设瑜伽俱乐部，与商业性组织形成良好的合作关系，鼓励学生团体建立瑜伽俱乐部，适当增加学校瑜伽俱乐部的数量。

第三，以文化支撑瑜伽俱乐部的教学。缺乏文化支撑，可以说是学校瑜伽俱乐部普遍存在的一个问题。建立俱乐部的目的不应仅限于聚集一群人练习瑜伽技巧，而应将俱乐部作为一个载体，通过俱乐部传播瑜伽文化，让学生认识到体育锻炼的重要性。

二、内外二合一教学模式

教育的目的和手段必须是灵活的，必须是易于接受和经常修正的，不能是一成不变的；教育的目的和手段应当根据所有有关的事实和价值观用科学的方法来决定，而不能用思辨的方法来决定。高校要坚持"健康第一，终身锻炼"的瑜伽教学理念，构建更加适合现阶段瑜伽教学的模式。

（一）二合一教学模式的理论概述

在实际教学中，教师要创设良好的学习环境，让学生能够在这个环境中互相学习、互相帮助，明白学习的真谛。在概念体系理论中，有学者强调环境与学习之间的关系。就高校瑜伽教学而言，二合一教学模式就是在学生学习瑜伽的过程中，为学生提供课内加课外两种学习环境，通过课内的瑜伽学习和训练强化学生的学习效果，通过课外的活动实践对学生的瑜伽学习效果进行检验。随后，教师要在课堂教学中对学生在课外实践中遇到的问题进行分析，使学生能够更好地进行瑜伽学习。

（二）二合一教学模式之课内教学

1.教学目标

高校瑜伽课内教学除了要引导学生掌握瑜伽基本动作和技能，还要引导学生学习常见的肌肉拉伤的处理方式。高校瑜伽课内教学的技能目标主要是让学生掌握在课内学习的重要瑜伽动作技巧和要点，确保瑜伽锻炼的有效性。具体要求为：学生在进行专项的瑜伽技术练习时，成功率在60%以上，学生动作的准确率在85%以上。

2.教学过程

高校瑜伽课内教学过程可分为六个活动阶段：导向、讲解、练习、指导、独立练习、评价。在教学开始时，教师的首要任务是明确课程目的，给学生布置明确的学习任务，然后根据学生的接受程度和学习情况组织学生进行实际练习，并为学生做出示范动作。在学生练习的过程中，教师要及时指导并纠正学生的错误动作和不规范动作。另外，在课内教学中，教师还要给学生留出一部分独立练习的时间，让学生能够巩固所学的瑜伽动作和技能。在学生的练习结束之后，教师要对学生的整体学习状况进行准确、科学的评价，帮助学生更好地学习瑜伽。

3.实施条件

首先，室内瑜伽馆以及瑜伽相关器材要完善；其次，图书馆内要有高校瑜伽技能理论、高校瑜伽练习手册、瑜伽赏析、高校瑜伽运动发展等相关书籍，为学生的瑜伽学习提供充足的资源；最后，瑜伽教师要不断提高自身素质。瑜伽教师的专业水平、教学经验等会直接影响学生的瑜伽学习，为了更好地进行瑜伽教学，瑜伽教师应努力提高自己的专业水平、丰富自己的教学经验。

（三）二合一教学模式之课外教学

1.教学目标

高校瑜伽课外教学的目标主要是通过社团活动来提高学生的社会交往能力。另外，高校瑜伽课外教学也有技能目标，具体的要求为：学生动作的准确率要达到90%以上，同时学生要逐渐掌握成为瑜伽裁判所需的能力，为校外实践活动的开展打好基础。

2.教学过程

在高校瑜伽课外教学中，教师需要对学生自主建立的瑜伽社团进行管理。在学生加入瑜伽社团后，教师要根据学生的基本情况和具体的学习情况，依据"一帮一带"原则对学生进行科学的分组，让"老生"带"新生"，并在此基础上设定小组学习目标。在这个过程中，教师一定要注意分组的科学性，因为只有分组科学，组内成员才能更好地配合，进而获得更好的成绩。分组学习有利于充分发挥学生的个人能力，培养学生的个性，增强学生的交往能力、学习能力，同时小组之间的竞争也可以激发学生的学习主动性，让学生更加积极地学习瑜伽。在这一阶段，教师要及时对学生的瑜伽学习进行指导，还要做好相关的组织工作。

3.实施条件

首先，学生通过学校审批，成立瑜伽社团，并吸收本校对瑜伽有兴趣的学生加入；其次，瑜伽社团必须设有团长、组织委员、宣传委员等职务，以完善社团的组织管理工作；再次，瑜伽教师要对学生的课外瑜伽练习进行周期性的指导，不能懈怠。

（四）二合一教学模式的教学评价

二合一教学模式的主要评价指标包括身体素质、动作技能、理论知识等，这种综合性的评价标准体现了高校瑜伽课程二合一教学模式多元化的教学评价特点。瑜伽属于技能类体育项目，对于学生的身体协调性、关节灵敏度和节奏感有着较高的要求。因此，就二合一教学模式的教学评价指标而言，身体素质和动作技能这两个指标要比理论知识更加重要。

综上所述，运用二合一教学模式开展高校瑜伽教学，能够有效激发学生的学习兴趣和学习主动性，使学生的专业技能、身心健康、交往能力等得到发展。笔者希望二合一教学模式能够推动高校瑜伽课程的改良，同时促进我国瑜伽教育的发展。

三、"三段式"教学模式

"三段式"教学是根据瑜伽这一体育项目的特点提出的一种教学模式。笔者对"三段式"教学模式在高校瑜伽课程教学中的应用进行分析，旨在完善瑜伽教学的各个环节，保障瑜伽课程在高校的顺利开展。

（一）"三段式"教学模式的理论概述

"三段式"教学模式包括调息、体式串联和放松等教学活动，这些教学活动具有瞬息多变、类型多样、依次推进的特点。"三段式"教学模式受项目特点、教学对象、练习内容、场地条件等多种因素的影响，瑜伽教师在教学实践中要根据具体情况创造性地运用这种教学模式。

1.调息

调息的目的是使学生集中注意力，心平气和地开始一堂课的学习。调息对于是其他教学活动的开展具有重要作用。正确的调息能给精神和肉体都带来益处，能增强人的意志力、自我控制力等。

2.体式串联

体式练习能带来肢体的稳定、健康、轻盈和精神的安宁。通过体式练习，练习者能够提高身体的敏捷性、均衡性与耐久性，还能增强生命的活力。

体式串联是一堂瑜伽课的核心环节，主要练习内容都安排在这一环节，因此占时较长。这一环节以单人瑜伽体式练习为主，每个体式可做两遍，目的是使学生掌握瑜伽的基本知识和基本动作，提高身体素质，增强体质。

3.放松

这一环节的目的是使学生的身体逐渐恢复到相对安静的状态，在较短的时间内帮助学生消除疲劳，消除忧虑，消除郁闷和紧张，减轻学生因学习和生活而产生的压力。

在高校瑜伽教学中，课程的形式是多种多样的。教师要根据实际情况采用适宜的课程形式，并通过对瑜伽课的定期检查和学生的反馈，不断地调整、完善课程形式。但是，教师无论采用哪种课程形式，都必须注意人体生理和心理的变化规律，注意教学中各部分的紧密衔接和有机联系。

（二）"三段式"教学模式的教学过程

1.调整情绪、激发兴趣与身心准备阶段

在带领学生进行体式练习之前，教师既要调节自己的情绪，也要帮助学生调节情绪，让学生为即将到来的瑜伽学习做好准备。教师首先可以播放一些轻柔的纯音乐，让学生的心情平静下来，然后引导学生通过静坐调整呼吸，让整个课堂沉静下来。接着，教师要通过言语引导，让学生放下心里的压力与忧虑，并引导学生慢慢做一些简单的动作，如搓热手掌、抚摸身体、缓慢地扭动身体的一些部位等，让学生的身体为即将开始的瑜伽课程做好准备。

在这个阶段，教师要注意以下两点：第一，通过各种方式给学生心理暗示，让他们将瑜伽课堂与其他课堂区分开，让学生为接下来的体式练习做好充分的准备。但是，外在手段只能起到辅助作用，教师通过自己的情绪带动学生的情绪才是最重要的。第二，引导学生做好身体的准备。做好身体的准备可以使学生在后续的练习中没么容易受伤，所以身体准备是万万不可忽视的。

2.探究演示阶段

在这个阶段，教师可以先为学生做示范，在做示范的同时要注意用语言将不同体式的特点和注意事项讲给学生听，以确保他们能够做对、学会，避免学生因为动作没有做对而造成身体的损伤。在学生练习的时候，教师要注意观察学生，看他们是否掌握了各个体式的全部要点，是否有错误的动作，是否体会到了各个体式的作用，若学生的动作有误，要及时指导学生改正。另外，在教一些比较难的体式时，教师要充分考虑学生的能力，如果对于学生而言，个别体式难度过大，则需要根据学生的具体情况降低或者更改部分要求。同时，在教学过程中，教师还要时刻注意课堂的氛围，不要让部分学生的畏难情绪影响其他学生的学习。

在这个阶段，教师既是练习者，又是引领者，需要注意自身情绪对学生的影响，不可完全沉浸于自己的瑜伽练习中，需要明确自己的引领者身份，时刻关注学生的情绪、体式。

3.稳定情绪、恢复身心阶段

当结束瑜伽主体课程的时候，教师应该带领学生恢复情绪，收回思绪，同时慢慢把身体调整回平时的状态。在这个阶段，教师可以通过"卧式"这一体式让学生彻底放松下来，用最简单的体式让学生做好这堂课进入尾声的心理准备，随后，引导学生恢复最开始的打坐姿势。紧接着，音乐结束，瑜伽课也随之结束。

在这个阶段，教师需要注意以下两点：第一，切不可突然结束课程。瑜伽练习的结束是一个缓慢的过程，心理情绪的恢复也是一个缓慢的过程，突然结束课程会给学生一种突兀感，不仅不利于学生的心理和身体健康，而且容易破坏整堂课的美感。第二，瑜伽练习的结束并不意味着瑜伽效果的结束，瑜伽练习结束后，瑜伽对学生生理和心理的影响还在持续着。教师清楚这一点，才能在课程结束的时候给学生以正确的指导。

如今社会需要的是全面发展的创新人才，因此高校要在重视学生学习的同时，高度关注学生的身心健康发展。瑜伽是一种具有锻炼身体和放松身心两种作用的体育项目，广受学生欢迎。高校要加强瑜伽课程教学，不断优化"三段式"教学模式，通过这种教学模式更好地开展瑜伽教学，帮助学生养成受益终身的生活习惯和生活态度。

四、情感型教学模式

情感型教学模式是在情感教育心理学的基础上形成的，是一种可以最大限度地发挥情感因素的积极作用、优化教学为目标的较为稳定的教学模式。

瑜伽运动追求的是"身心合一"，因而强调练习者的心理和情感体验，这也是瑜伽运动区别于其他竞技类体育项目的重要特征。因此，瑜伽教学更适合运用情感型教学模式开展。因此，笔者以瑜伽运动的特点为基础，提出"认知→学习→体验"的情感型教学模式。情感型教学模式体现了"健康第一，以人为本"的教育理念，可以培养大学生对瑜伽的兴趣，推动大学体育课堂教学的改革，规范高校瑜伽课程教学。

（一）情感型教学模式理论依据分析

健康是每个人都想拥有的财富，失去健康，一切都无从谈起。一个健康的人不仅要身体健康，而且要心理健康。在传统的体育教学模式中，教师只注重体育技能的教学，而忽略了学生在体育运动中的情感体验。

情感教育心理学的相关研究表明，人类的情感具有一系列独特的功能，具有积极和消极的双重作用。在瑜伽教学中，教师如果能够激发情感所具有的积极作用，就能促进学生的身心发展；教师如果激发了情感所具有的消极作用，则会制约学生的身心发展。因此，在瑜伽教学中，教师应尽可能激发情感所具有的积极作用，这样才能够更好地发挥瑜伽的健身、健心价值，帮助学生缓解压力，陶冶情操，提升气质。

（二）情感型教学模式的教学过程

将情感型教学模式运用于高校瑜伽课程，具体教学过程可分以下三步：

第一步，认知，指的是通过冥想与呼吸，让学生感受瑜伽的内涵。

第二步，学习，指的是通过意念的引领和正确呼吸的配合，做到有意识地控制身体，从而更好地学习瑜伽的体式。

第三步，体验，指的是在认知与学习的基础上，体验瑜伽运动给自身带来的身体上的舒适及心理上的放松，这也是瑜伽运动的精髓所在。

（三）运用情感型教学模式应注意的问题

1.要注意展示瑜伽的魅力和健身价值

在瑜伽教学中，教师应恰当地展示瑜伽的魅力和健身价值，激发学生的学习兴趣。比如，教师可以在教学开始之初向学生讲述瑜伽的背景、练习瑜伽的好处等，让学生对瑜伽有基本的认识。在教学过程中，教师要与学生互动，与学生进行交流，鼓励学生说出自己的运动感受,强化学生的情感体验。

教师把一个动作传授给学生后,需要为学生讲解这一动作的价值所在,使学生对瑜伽的功效有更深层次的理解,进而为瑜伽的后续教学做好铺垫。比如,传授给学生"鸟王式"这一体式的正确动作后,教师还要告诉学生该体式旨在对身体的协调性进行优化,提高人的专注能力,消除下肢多余的脂肪。

2.播放的音乐要轻柔

在瑜伽教学中,轻柔、美妙的音乐会让人心情愉悦,会将学生带入一个空灵的境界,学生的身体会随着音乐变得更加舒展,在此基础上,学生的动作可以做得更到位。

在冥想及放松的阶段,音乐是必不可少的。经典的冥想音乐有《自然之声》《寂静海岸》《奔向你期待的森林》等,比较适合放松阶段的音乐有《雨有风作伴》《印度之花》等。运用情感型教学模式进行瑜伽教学,音乐是不可或缺的,教师要依据教学阶段的差异性挑选音乐,充分发挥音乐在瑜伽教学中的积极作用。

3.要营造一个和谐的教学环境

在和谐的教学环境中,学生的身心可以得到更好的放松,学生对瑜伽学习的态度会更加积极,在这样的情况下,瑜伽教学也将取得更好的效果。运用情感型教学模式进行瑜伽教学,和谐的教学环境非常重要。教师要关爱、尊重学生,让学生感受到教师对他们的期望,进而促使其产生积极的情绪。这种积极的情绪会在师生、学生之间传播,进而促使瑜伽课堂的气氛变得更为和谐、融洽。

除此之外,教师还要注意与学生进行感情的交流。教师要加强对学生内心感受的关注,鼓励学生将自己在学习瑜伽的过程中产生的对瑜伽、生命的独特感悟表达出来,在教师与学生之间架设起一座沟通的桥梁,营造和谐、充满爱的教学氛围。

硬件设施对于和谐教学环境的营造也有重要作用。教师可以在瑜伽教学场地内悬挂、张贴与瑜伽有关的图片、宣传画,也可以摆放学生练习瑜伽的照片,使学生有融入感,激发学生学习瑜伽的热情,进而提高瑜伽教学的效果。

4.要激发学生的情感共鸣

在运用情感型教学模式开展瑜伽教学的过程中,激发学生的情感共鸣非常重要。要让学生产生感情上的共鸣,教师就要用心去观察每一个学生,就要在整个教学过程中注意情感的渗透。情感共鸣能够激发学生对瑜伽学习的兴趣,能够使瑜伽教学获得更好的效果。

情感型教学模式体现了学生在学习过程中的主体作用。情感型教学模式不仅能提高学生学习的积极性和主动性，还有助于学生运动技能的形成，不仅能使学生的技能得到锻炼，还能使学生的人格、情感得到熏陶。

情感型教学模式对教师提出了较高的要求。瑜伽教师要能够针对不同的教学内容、不同年龄和水平的学生，采用不同的教学手段和方法，将自己丰富的感情切实地传递给学生，以学生的自我体验为导向，激发学生的学习兴趣。

五、运动教育模式

随着高校体育教学改革的深入，瑜伽运动进入全国各大高校，传统注重技能的教学模式无法满足高校瑜伽课程发展的需要，新的教学模式不断被引入。

运动教育模式是在国外发展比较成熟的一种教学模式，注重培养学生的兴趣和参与能力。笔者希望通过探讨运动教育模式在高校瑜伽课程中的应用，探索高校瑜伽课程的新模式，不断丰富高校瑜伽课程的教学模式及教学方法，为高校瑜伽课程的教学改革提供一定的依据。

（一）运动教育模式的概念

运动教育模式的全称为"运动教育课程与教学模式"，它是一种以"游戏理论"为指导思想，以教师直接指导、合作学习和伙伴学习为学习方法，以固定分组、角色扮演为组织形式，在整个教学过程中，以某个运动项目的比赛为主线，提供给不同运动水平的学生真实的、丰富的运动体验的教学模式。

（二）运动教育模式下高校瑜伽课程的教学

1.运动教育模式下高校瑜伽课程的宏观教学

运动教育模式不同于传统的大学体育课程教学模式。它以某个运动项目的比赛为主线，设计练习期、季前期、正式比赛和季后赛等教学单元，这些教学单元组合在一起就是一个"运动季"。高校瑜伽课程的宏观教学就是从宏观方面对整个瑜伽运动季的教学过程进行全面的考虑与设计。

高校瑜伽课程可以以瑜伽比赛为主线,对为期半学年的瑜伽运动季进行合理的设计。运动教育模式多用于对抗性的球类运动项目的教学中,一个运动季包含多场比赛,但是瑜伽不是一项对抗性很强的运动,所以在这里笔者结合瑜伽的特点,减少比赛环节,把高校瑜伽课程的运动季分为练习期、季前期、比赛期和赛后期四个阶段。以运动季的形式进行瑜伽教学,能够充分调动学生参与瑜伽运动的积极性,使课堂教学与课外活动有机地结合起来。

高校瑜伽课程的练习期较长。在这一阶段,教师主要带领学生进行瑜伽理论和瑜伽体式的学习,学习方法以教师直接指导为主。

在高校瑜伽课程的季前期,学生要以小组为单位进行瑜伽创编,掌握合作学习和伙伴学习的学习方法。每个小组的队长可由小组成员推举,也可以由教师指定。在这一阶段,教师要引导学生理解瑜伽比赛的规则,引导学生按规则进行瑜伽创编,还要注意引导各小组形成良好的学习氛围。

在高校瑜伽课程的比赛期,学生要以小组为单位进行瑜伽比赛。教师要注意营造瑜伽比赛的氛围,比如要求每个小组为自己的队伍起一个名字,设计一个队标,确定每个小组的参赛顺序后,填写正式表格并将表格张贴在宣传栏处,让每一个学生都感受到瑜伽比赛的氛围。另外,教师还要选拔部分学生担任比赛的裁判员、记录员等。在该阶段,教师应让每一个学生都参与到瑜伽比赛中来,通过比赛提高学生的运动技术水平和心理素质,增强小组的凝聚力,为学生提供一个展示自我风采的舞台。

在高校瑜伽课程的赛后期,教师要通过讨论与回忆、录像分析等方式对整个运动季学生的学习情况进行总结,表扬比赛优胜者,鼓励比赛失意者。

2.运动教育模式下高校瑜伽课程的微观教学

高校瑜伽课程最终教学目标的实现以在每堂课具体有效的实施为基础。因此,教师除了要注重宏观层面的瑜伽运动季的设计,还要注意微观层面的每堂瑜伽课的设计与实施。

高校瑜伽课程的微观教学可按照传统教学过程分为准备部分、基本部分、结束部分。准备部分包括热身活动、教师与小组组长开例会等;基本部分主要包括学习新内容以及复习上节课所学内容,学习新内容的方法以教师直接指导为主,复习上节课所学内容的方法以小组成员合作学习和伙伴学习为主；结束部分包括师生答疑、布置作业、总结。

总之，运动教育模式应用于高校瑜伽课程，要以瑜伽比赛为主线，进行瑜伽运动季的设计，并在每堂瑜伽课中落实运动季各个阶段的任务。运动教育模式在高校瑜伽课程中的应用能够增加高校瑜伽课程的趣味性，调动学生的学习主动性，培养学生的团队合作能力，提高学生的综合素质。

六、翻转课堂教学模式

翻转课堂就是利用网络平台将传统的课堂教学进行翻转，任课教师通过网络平台提供授课知识的视频，学生在课外通过网络平台提供的视频完成对瑜伽课技术的自主学习，利用原有的课堂学习时间根据学生自学后反馈的情况，进行学生为主体的师生之间互动交流、协作探究等个性化的教学方式。

（一）翻转课堂教学模式应用于高校瑜伽课程的意义

目前的高校瑜伽教学仍旧存在诸多不足，有很多问题亟待解决，如课时有限，知识点繁多复杂，教学方法单一，学生对瑜伽学习的兴趣不足等。翻转课堂教学模式和瑜伽教学相融合，正符合当代瑜伽教学的实际需求。在高校瑜伽教学中运用翻转课堂教学模式，可以激发学生对瑜伽学习的兴趣，提高学生的自主学习能力，帮助学生更好地开展自主学习活动，提高瑜伽学习的成效。

和传统的瑜伽教学模式不同，翻转课堂教学模式将瑜伽运动的相关知识融入课前和课后的微视频，而在瑜伽课堂教学中，教师的主要任务是帮助学生更好地掌握和领悟相关的知识和技能。翻转课堂教学模式突出了学生的核心地位，要求教师更加关注学生的主体地位，引导学生积极、主动地参与到瑜伽学习中来，增加与学生的交流和互动，通过及时的答疑、讨论，提高学生瑜伽学习的成效。翻转课堂微视频可以带给学生形象、直观、具体的刺激，学生可以结合自身的学习需求，不受限制地反复观看某一段微视频。

总之，翻转课程教学模式有助于实现个性化的瑜伽教学，有助于提高学生的参与度和瑜伽教学的质量与效率。

（二）翻转课堂教学模式应用于高校瑜伽课程的实践分析

1.课前实践

翻转课堂教学模式实现了先学后教、以学定教的教学理念，让学生通过观看视频掌握和探究瑜伽知识和技能。高校瑜伽教师可以结合瑜伽课程的教学内容和学生的实际特点、学习需求制作短小精悍、趣味性强的微视频，并在班级的交流群中提前发布微视频，让学生在课程开始前随时、反复地观看瑜伽课程微视频，跟随微视频初步展开练习，对微视频中的内容进行深入的思考。

在课前观看微视频后，学生可以自主地进行动作分解练习，将练习过程中遇到的难点记录下来，在课堂学习中将其作为重点向教师请教。这种教学模式不仅能够大大提高课堂教学的效率，强化学生的学习主动性，而且有助于改变传统瑜伽教学模式中教师的示范、讲解占据了大量课堂时间的问题。合理开展翻转课堂的课前实践，可以为高效的课堂教学打下良好的基础，使有限的课堂教学时间发挥出最大的价值。

2.课中实践

瑜伽课程的翻转课堂教学模式的课中实践环节主要以师生之间的探讨、交流为主。在这一环节，学生在课堂上分组展开练习，并针对学习难点和重点向教师请教，教师则整合各个小组的不同问题，对其中的共性问题进行重点解答，并发挥自身的指导作用，帮助学生正确地进行练习。

3.课后实践

运用翻转课堂教学模式进行瑜伽教学，教师不仅应关注课前预习和课堂教学，更应关注课后实践，利用课程实践延伸瑜伽教学的内容，引导学生巩固课上所学的内容，让学生养成良好的学习习惯。

在这一环节，教师可以将瑜伽课程的重点理论知识和技能关键点融入课后的微视频，让学生课下观看视频后，总结自己所学的知识和技能，通过不断练习形成完善的瑜伽课程思维体系，全面了解和掌握瑜伽课程的相关知识和技能。学生在课下也可以利用网络平台，结合自身的学习需求和兴趣爱好，对瑜伽知识进行更进一步的探索，强化学习效果。

需要指出的是，要想在高校瑜伽教学中更好地推广、运用翻转课堂教学模式，学校要加强制度、技术等方面的建设，教师要注意师生角色的调整。首先，学校要有相应的制度保障学生有足够的课外学习时间。其次，学校要依靠先进的网络技术，建立通畅的瑜伽课程翻转课堂的交流和教学平台，制作形式新颖的教学视频，提高学生对瑜伽学习的兴趣。最后，教师要注意调整师生角色。在翻转课堂教学模式下，任课教师不再是课堂的"主演"，而是整个教学过程的"编导和技术指导"。这要求教师具有更强的责任心、更丰富的专业知识，掌握一定的多媒体制作技能。在翻转课堂教学模式下，学生不再是课堂的"听众"。学生的自觉性和主动性是翻转课堂开展的前提；学生的协作能力、沟通能力、探究精神等是对翻转课堂的质量有决定作用。

总之，通过理论与实践研究，把翻转课堂教学模式引入高校瑜伽课程，调整网络时代下学生学习瑜伽课程的方式，是对高校瑜伽课程教学模式的有益探索。

七、运动处方教学模式

目前，国内已有多所高校开设瑜伽课程，但其发展时间较短，教学方法、内容设置、考核方式等还不够完善。笔者结合我校瑜伽课程的教学经验，对女性瑜伽处方教学在我校瑜伽课和院队训练中的实践展开研究，希望进一步完善和优化体育课程的设置，通过瑜伽处方式教学提高学生的生理健康水平。

（一）女性处方瑜伽的生理作用

目前，本校的瑜伽练习者主要是瑜伽选项课及校瑜伽运动代表队的学生，且皆为女生。女生由于特殊的生理因素通常会有内分泌系统失调、经期紊乱、痛经等问题。女性处方瑜伽能够帮助女生收缩阴道及髋部肌肉，促进骨盆内的血液循环，保持雌雄激素的平衡分泌，可以帮助解决很多女性的生理健康问题，可以改善内分泌、强化生殖器的功能、防治各种妇科病等。

（二）女生存在的生理问题及对应的瑜伽运动处方

1. 月经不调问题及对应的瑜伽运动处方

月经不调是一种常见的妇科疾病，通过身体健康状况的全面调节，是可以逐步消除。练习瑜伽可以改善身体各个系统和器官的功能，从而改善月经不调的症状。例如，瑜伽调息法对于改善月经不调是颇有效益的。瑜伽调息法通过控制人的呼吸，让气流温和地刺激脊柱、胸腔和腹腔，可以给神经末梢一定的滋养，平衡身体的能量。

2.痛经问题及对应的瑜伽运动处方

痛经是指经期前后或行经期间出现的下腹剧烈疼痛、腰酸甚至恶心、呕吐的现象，可分为原发性和继发性两种类型。原发性痛经是指女性初次月经来潮就出现的痛经现象；继发性痛经是指生殖系统出现病变以后而发生的痛经，其表现因病因的不同而各异，一般疼痛位置较深。一些瑜伽体式可以缓解痛经问题，如双角式、仰卧束角式、仰卧英雄式、站立山式、三角式、侧角式、下犬式、鱼式、肩倒立式、犁式、俯卧英雄式、直角式、鸵鸟式、背部伸展式、桥式、挺尸式等。

3.经期过长或过短问题及对应的瑜伽运动处方

一般情况下，月经持续时间为 3~7 天，如果月经持续时间超过 7 天，则为经期过长，如果月经持续时间少于 3 天，则为经期过短。导致经期过长的疾病有盆腔炎、子宫内膜炎、子宫内膜息肉、慢性子宫肥大症、子宫肌瘤、子宫功能失调性出血、子宫内膜异位症等。

练习瑜伽也有助于解决经期过长或过短问题。例如，经期过长常会伴随经量过多问题，练习者可以在经量较多的时候练习背部前屈伸展坐式、头触膝前屈伸展坐式、半英雄前屈伸展坐式等瑜伽体式，可以在经期快结束时练习仰卧的和辅助的瑜伽体式，如卧英雄坐、鱼式等。

有针对性的处方式瑜伽教学可以有效解决学生的实际问题，有利于在校女大学生的生理健康、心理健康等，可以提高学生的身体素质。

第二节　高校瑜伽课程的教学方法与考核方式

高校瑜伽课程不同于一般健身俱乐部开设的瑜伽课程，具有一定的特殊性。由于健身俱乐部里的学员多是流动性的，其瑜伽课程的授课对象不固定，因此健身教练在教学中多采用示范、领做法；而高校瑜伽课程则不同，班级中的学生完全是固定的，因而教学方法应该多样化，只有这样才能使学生全面地掌握瑜伽的基本理论知识及基本技能。此外，健身俱乐部的瑜伽课程结束之后，教练并不会对学员进行专门的考核；而作为高校的一门课程，一个学期的瑜伽课程结束之后，教师必须对学生进行考核。

接下来，笔者将对高校瑜伽课程的教学方法与考核方式进行分析，希望可以为高校瑜伽课程的顺利开展提供一定的帮助。

一、高校瑜伽课程的教学方法

（一）瑜伽课程教学方法的重要性

基于瑜伽运动的实践性特点以及瑜伽所独具的东方文化特色，教师在瑜伽教学中要坚持理论与实践并重，通过动作示范、要领讲解等最基本的教学方法，使学生高质量地掌握瑜伽动作及其内涵、功用，提高体育保健意识，通过认真的练习达到强身健体的目的。

（二）瑜伽课程教学方法的设计原则

首先，在高校瑜伽教学中，教师应针对学生的不同身体状态和条件，进行有针对性的指导。例如，教师可以根据学生的具体情况，告诉他们在什么时间、按照什么样的动作顺序练习效果最好，也可以针对学生的兴趣爱好、身体特点和学习、生活特点对他们进行专门的指导。

其次，在高校瑜伽教学中，教师还应对调息、入定、体位、冥想等各个阶段进行全程指导。

在体位练习中，教师应要求学生通过观察示范动作，建立起对动作的视觉形象，形成对动作的正确印象，进而理解动作的要领和方法，再通过练习逐步掌握动作。在为学生做示范的同时，教师还要向学生讲授动作的要领，解释动作的内涵，加深学生对动作的理解，以使学生更好地感知和领会瑜伽运动的内在意蕴。

在调息、入定和冥想练习中，教师应首先向学生讲明，瑜伽运动不仅追求身体的强健，更追求身与心的融合。入定和冥想这两个环节的练习姿势虽然比较简单，但这两个环节的主要作用是通过调节呼吸来活跃身体机能，有效地帮助练习者控制意念，使练习者的情绪进入平静状态。因此，在这两个环节中，教师要通过语言传递信息，使学生在语言的提示、引导下，由外而内逐渐地调节自己的呼吸和意念，最后使身体姿势与精神意识融为一体，从而达到身心合一、内外兼修的目的。

（三）瑜伽课程教学方法的多样化形式

1.示范法

示范法是指教师通过直接演示动作进行教学的方法，它是瑜伽教学中最常用、最直观的方法。

科学合理地运用示范法，会收到很好的教学效果。对于大学生来说，直观的示范更为重要。他们的形象思维优于抽象思维的发展，在他们面前，动作展示得越具体、越形象，就越有利于他们对动作的理解与掌握。教师要做到为人师表，以身作则，平时应注重自身的管理，将优美的体态、规范的动作呈现在学生面前，要让学生感受到瑜伽动作的美，提升学生对瑜伽学习的兴趣。

2.讲解法

讲解法就是教师在向学生示范动作的基础上，讲授动作的要领，解释动作的内涵，加深学生对动作的理解。教师要对瑜伽运动的基本理论知识及一些体位进行深入的讲解，要对不同体位的动作及要点、难点、功效等进行讲解。在讲解的过程中，教师不但要用词简练，而且要配合瑜伽体式的节奏及呼吸，讲解语气要轻柔缓慢。

在高校瑜伽教学中运用讲解法，要遵循以下的原则：第一，要按照循序渐进的原则，由易到难、由浅入深。这样不仅便于学生掌握学习内容，同时可以有效防止运动伤害的出现。第二，要因材施教，根据学生的年龄、理解能力及练习瑜伽的年限确定讲解内容。例如，在教低年级的学生时，教师的讲解应尽可能形象生动，应多运用比喻，少讲多练；在教高年级的学生时，教师则要多讲瑜伽原理及健身机理等，要注意讲练并重。

3.分解法

分解法就是将一个完整的动作分解成几个小动作，学生熟练掌握各个小动作后，再练习完整的动作。教师在瑜伽教学中适当地采用分解法，有利于学生掌握动作的细节之处，可以缩短学生学习动作的时间，还可以使学生的动作做得更为准确。

需要注意的是，分解法只是过渡手段，是为了使学生更好地掌握完整的动作，一旦学生掌握分解动作后，教师就应立即引导学生练习完整的动作。因此，分解法必须与完整法结合起来运用，一般教学顺序应为"完整——分解——再完整"。

4.提示法

提示法一般是教师在学生做动作时，运用口令引导学生掌握运动节奏，或使用最简练的语言提醒学生注意动作要领。

在高校瑜伽教学中，教师运用提示法时要注意语言的准确和精简，不能因为提示过多而分散学生做动作时的注意力。

5.领做法

领做法是瑜伽教学中经常使用的一种方法。领做是指教师（或教师指定的学生）在队列前做动作，其他学生跟着练习，如同书法中的临摹一样。领做法直观、形象，特别适合初学者。领做法如能配合讲解法或提示法使用，效果会更好。

领做的位置十分重要。教师领做时要使学生能够观察到教师的动作，不要让学生扭着头或回头看，这样会妨碍学习效果。因此，教师在领做时要适时地变换位置，要与学生队列之间保持适当的距离，不可以太近，也不可以过远，应尽量使每一个学生都能看清教师的动作。另外，教师每次领做的位置不是一成不变的，学生较多时，教师可以在队列中间领做，有时还可以让学生变换队形，以更清楚地看到教师的动作。

6.引导教学法

在高校瑜伽教学中，引导教学法一般可分为情景引导和动作引导。

情景引导的目的是让学生更快地达到一种"心神合一"的境界。教师可以借助轻缓柔和的音乐，营造出一种轻松的氛围。在此基础上，教师还可以进行一定的画面描述，让学生能够更加投入地练习瑜伽。例如，在冥想时，教师可以结合音乐，通过语言为学生描绘出一幅广阔草原的场景，让学生闭上眼睛去想象置身草原的感觉。

所谓动作引导，是指通过一定的语言提示帮助学生更快地掌握正确的动作。例如，初学瑜伽的学生往往只关注对动作的学习，而忘记了更为关键的呼吸，针对这一问题，教师在教学过程中要不断地引导学生进行呼吸。

7. 对比法

对比法主要是将正确的动作与错误的动作进行比较，这样能使学生清楚地了解某一动作错在哪里、对在何处。对比法的重点是在正误的比较中批判"误"、强调"正"，最终要以"正"改"误"。因此，教师在教学中不应过多地重复错误动作，而应使学生淡忘乃至消除错误的动力定型，建立起正确的动力定型。

一般情况下，学生是看不见自己动作的错误之处的。教师可以模仿学生的错误动作，并指出其动作错在何处，也可以让学生进行自我剖析。如果学生较多，教师可以让其他学生对某一学生的动作进行"会诊"，让学生来分析、评判，以启发他们的积极思维，提高他们的学习主动性。分析完错误的动作之后，教师要向学生示范正确的动作，强化他们对正确动作的理解。应特别注意的是，教师在模仿个别学生的错误动作时，必须掌握好分寸，注意自己的语言和面部表情，切勿让学生误以为教师在讽刺、丑化他，以避免学生产生逆反心理。除了可以对正确的动作和错误的动作进行比较，教师还可以对容易混淆的动作或外形上相似的动作进行比较分析，这样的对比有助于加深学生对不同动作的理解。

8. 分组法

在学生学习了一段时间的瑜伽后，教师可以让学生进行分组练习，组织不同小组互相纠正动作、观摩交流，还可以组织他们进行教学比赛。在活动结束时，教师要对活动进行总结，通过激励性的话语充分调动起学生的学习主动性和积极性。

9. 分层教学法

所谓分层教学法，指的是教师根据学生的身体素质、运动能力及学习动机等诸多方面存在的差异，因材施教地开展教学活动。在高校瑜伽教学中，教师可以对一个相同的体式提出不同的要求，然后让学生根据自身能力来选择适合自己的练习方式。例如，在做上体前屈式这一体式时，柔韧性较好的学生和柔韧性较差的学生的完成度是不一样的，在这个时候，教师可以对学生进行引导，让他们感受大腿后侧的韧带拉伸，同时保持自然均匀的呼吸，尽自己的能力做到最好即可。

10. 激励教学法

所谓激励教学法，指的是教师以肯定的语言对学生做得好的方面进行鼓励，以增加学生的学习自信心，激励学生更认真地进行下一阶段的学习，最终获得更好的教学效果。

在高校瑜伽教学中，一些柔韧性较差、体形较胖的初学者必然会遇到一些困难，这时候，教师应温柔地对待他们，应对他们微小的进步给予肯定，这样才能够激发他们的学习兴趣，调动他们的学习积极性。对一些基础较好、领悟能力强、学习能力强的学生，教师可以让他们带领其他学生进行练习，这样不但能够发挥出他们的榜样作用，而且能够激励他们更加努力地学习，进而带营造出一种积极的学习氛围。

11.趣味教学法

趣味教学法是一种以提高学生的学习兴趣为目的的教学方法。例如，在高校瑜伽教学中，教师可以运用多媒体工具，通过视频、图片等让学生更加直观地感受瑜伽运动所蕴含的美。在教学组织上，教师也可以变换不同的形式，通过组织学生练习双人瑜伽、让学生自编瑜伽动作等多种形式，营造轻松、有趣的教学氛围，激发学生的学习兴趣，从而获得更好的教学效果。

上述瑜伽教学方法既相互区别又相互联系，教师要根据瑜伽教学中的实际情况灵活运用。在瑜伽教学中，教师既要充分发挥自身的主导作用，又要善于启发学生的积极思维，增强学生的学习自信心，提高学生对瑜伽的兴趣。此外，教师要善于将自身的主导作用与学生的主动精神紧密地结合起来，使学生在较短的时间内掌握瑜伽动作的要领，从而达到事半功倍的教学效果。

二、高校瑜伽课程的考核方式

（一）高校瑜伽课程考核的目的

高校瑜伽课程考核的目的是使学生对瑜伽运动的基础理论有更深刻的认识，巩固自己所学的瑜伽体式，强化体育保健意识，养成经常锻炼的习惯。

（二）高校瑜伽课程考核的内容

高校瑜伽课程考核的内容主要包括瑜伽知识理论、瑜伽技术动作、单人技术动作、双人配合动作、小组编排动作等。教师可以在瑜伽课程的不同阶段，进行不同内容和不同形式的考核。

(三）高校瑜伽课程考核的标准

高校瑜伽课程考核的标准应该规范化，以为学生今后进一步的锻炼、提高提供一个可以参照的标准。在高校瑜伽课程的考核中，瑜伽动作考核主要分为单人技术动作考核、双人配合动作考核和小组编排动作考核三种。单人技术动作考核标准如下：

及格：独立完成单个或整套动作，动作过程没有明显的停顿，没有极大的路线错误。

中等：独立完成单个或整套动作，动作过程比较清楚，意念、呼吸、姿势的配合基本协调。

良好：独立完成单个或整套动作，动作过程清楚，意念、呼吸、姿势的配合较好。

优秀：独立完成单个或整套动作，动作过程清晰，意念、呼吸、姿势的配合好，能充分表现出瑜伽内外合一的神韵。

双人配合动作的考核和小组编排动作的考核，首先看两个人或小组成员间的配合是否默契，其次才看个人完成动作的情况。

随着现代化教育的不断发展以及社会对学生综合发展要求的不断提高，高校瑜伽课程的考核要突破传统的以动作熟练度为准的模式，应该在考核学生对瑜伽基本动作的掌握情况的基础上，将学生的出勤率、课堂表现以及学习态度等纳入评价体系，不断改革创新考核模式，提高学生的学习积极性和主动性。

总之，高校和教师要不断创新教学方法，不断进行探索和实践，寻找更加科学、高效的瑜伽课程教学方法与考核方式，提高瑜伽课程的教学质量和教学效率，增强学生的身体和心理素质，利用瑜伽课程缓解学生生活和学习上的压力，促进学生的综合发展。

第三节　讲解法在高校瑜伽教学中的运用

瑜伽教学过程中体式编排非常重要，瑜伽的体位标准、体式练习的原则、练习的要点和注意事项可以让瑜伽练习更安全有效。同时，课堂教学中所呈现的讲解艺术则是让学生全神贯注投入其中，使呼吸和体式完全配合，进而完成练习的"催化剂"。

在瑜伽教学中，讲解法是教师向学生传授教学内容的重要方式，讲解能力是教师应具备的基础能力之一。通过有效讲解，教师将课堂教学活动中的内容以口头的形式传递给学生；配合示范动作，使学生能够直观地认识和了解相关知识并进行正确、安全、有效的练习。教师的讲解能力直接影响教学质量和练习效果，因此，每一位瑜伽教师要不断提高自己的讲解能力。正因为讲解法在瑜伽教学中有着非常重要的作用，所以本节将对讲解法在高校瑜伽课程中的运用进行阐述，希望可以帮助高校瑜伽教师在教学中更好地运用讲解法。

具体来说，在教学中运用讲解法时，高校瑜伽教师要做到以下几点：

一、讲解要有目的性

在教学开始前，教师要根据教学目的认真制定教学计划，熟悉教学内容，分析学生的实际情况和特点，分析动作标准和体式的连接。教学中，教师要紧紧抓住瑜伽练习的特点——"边讲边练、调节呼吸、引导放松、专注平静"，有目的地进行讲解。这样，学生在练习时，其体式的连接和呼吸的连接就会非常紧密、流畅。如果教师不合时宜地打断学生的练习，在讲解中"废话"太多，甚至讲一些跟练习无关的事情，则会打乱学生练习的节奏，分散学生的注意力，使其丧失练习的积极性。因此，教师在讲解的过程中要明确目的、突出重点，做到不该讲的坚决不讲。

二、讲解要有科学性

（一）选择合适的教学内容

瑜伽的内容很丰富，教师要根据学生的实际情况，选择适合学生的内容进行讲解，不要安排超出学生能力范围的内容。在知识的深度和广度上要有科学性，教师要根据练习者身体条件的不同，在讲解的时候引导其选择初级、中级、高级的体式变化，练习适合自己的动作。

（二）按照练习阶段逐步讲解

在体式的选择和编排上，教师要根据体式的主要形态，对前屈、后展、侧弯、中立伸展、扭转、倒置、平衡等动作进行编排，兼顾练习安全与健身效果，在教学中要坚持循序渐进、全面均衡、安全有效的原则。同时，教师要根据身体练习中各项运动的特点，把运动分为泛化、分化、巩固和自动化四个阶段，在不同的阶段有不同的讲解重点。

1.泛化阶段

泛化阶段是运动技能形成的开始阶段。学生会出现动作不协调、僵硬、不连贯、能量消耗多等身体现象。在该阶段，教师应主要讲过程，以示范为主，安排学生反复练习，不断强化动作，使学生掌握正确的动作。

2.分化阶段

在这个阶段，学生已通过不断练习建立了正确的动作概念，能比较顺利地完成完整动作，但是容易受干扰出现错误。因此，教师应主要讲动作细节和注意事项，注意随时纠错，安排学生反复练习。

3.巩固阶段

在这个阶段，学生已通过反复练习形成动作的动力定型，他们的动作比较准确、协调，即使出现干扰，其动作也不易受到破坏。因此，教师在讲解的时候以引导呼吸和动作的配合为主，使学生保持练习的经常化和精细化。

4.自动化阶段

在自动化阶段，学生的动作更加熟练自如。因此，教师应主要讲呼吸和内在的感觉，引导学生，使其获得内心的安静、平和、喜悦。学生要坚持练习，不断检查自己的动作有没有做到位，保证动作的正确性和练习时内心的安静平和。

三、讲解要简洁易懂，条理清楚

讲解瑜伽体式时，讲解的内容有很多，主要包括动作禁忌、呼吸配合、动作要点、练习感受、练习功效、收回动作和放松调整。因此，教师在讲解的时候要简明扼要，条理清晰，注重讲解的逻辑性，引导练习者专注体会动作的益处，有效避免不必要的运动伤害。

四、讲解要有节奏感和生动性

语言的节奏是指讲课时语音、语调的高低和说话的速度。瑜伽课上，具有节奏感的讲解能够有效地激发学生练习的热情，引导他们专注地练习。在讲解时，教师要注意以下方面：语音清楚流畅，字字清晰；语调抑扬顿挫，该柔和的地方柔和，该重音的地方重音，激起学生的共鸣。比如，在讲解伸展、扭转等动作的时候用柔和的语调，在讲解那些肌肉收紧的动作时用重音。教师应根据学生在课堂上的练习情况，适当调整说话的速度。在课堂教学中，教师要用生动的语言引导学生。比如，把下蹲动作讲解成"向下坐凳子"；把伸展动作讲解成"往远处抓东西"；等等。在教学中，教师要及时点评和纠正学生，激励学生，用"非常棒、漂亮、加油、坚持住、好样的"等词语来增强学生的自信心。

五、注意讲解的时机，善用提示和音乐

教师在教学中要注意讲解的时机。一般来说，教师站在大家都能看到的位置做示范和讲解。教师应针对瑜伽练习的实际情况，适时进行讲解。教师通过观察学生的练习情况，可以走到需要重点帮助的学生面前做讲解，同时善于运用口头提示、手势提示和身体提示。在教学中，教师可以对需要强调动作标准和用力技巧的同学小声地进行提示，避免影响其他同学的练习，在学生需要帮助的时候适时地给以帮助。在瑜伽教学中，音乐的选择非常重要。在练习中播放柔美动听的音乐，可以激发学生的情感，使其达到身心的和谐统一，从而有效地提升瑜伽的练习效果。

在瑜伽教学中，教师通过有效讲解，营造和谐氛围，使学生积极练习，使其获得身心的放松。这对增强学生身体素质，促进学生心理健康和高校体育的整体发展都具有重

要的意义。

第四节　高校瑜伽课程存在的问题

瑜伽运动注重身体与心灵的完美契合,其柔美的运动形态和新颖的运动理念备受当下年轻人的追捧,瑜伽课程也被逐步引入各高校的体育教学中。高校开设瑜伽课程不仅有效地完善了公共体育课的项目结构,而且加快了素质教育的发展。但是,目前高校瑜伽课程仍处于初步尝试阶段,还存在较多问题。

一、瑜伽课程没有得到足够的重视

一方面,高校对瑜伽课程的重视程度有待进一步提高。高校对瑜伽课程的重视程度不足既有历史原因,也有现实原因。由于应试教育理念贯穿基础教育乃至高等教育、社会教育的全过程,所以体育课程一直处在较边缘的位置,体育课程可有可无的观念充斥在绝大部分高校的体育教学管理中。

另一方面,高校对瑜伽课程教育价值的宣传力度有限,宣传方式缺乏创意,导致学生对瑜伽运动的认识较浅显,对瑜伽运动的兴趣也不够强烈。

二、选择瑜伽课程的男女生比例失调

在高校中,选择瑜伽课程的多为女生,很少有男生。这有两方面的原因:一方面,瑜伽课程对学生的柔韧度有一定的要求,男生的柔韧度普遍低于女生,在柔韧度不佳的情况下,学生要学好瑜伽课程,需要付出更多的努力,这就导致男生在选择体育课程时往往会避开瑜伽课程,而更多地选择篮球、足球等男生参与比较多的课程;另一方面,在很多高校学生看来,瑜伽课程比较适合女生学习,所以在选择体育课程时,女生选择瑜伽课程成为一个普遍现象。

三、瑜伽课程资源有待进一步丰富

课程资源是教师教学以及学生学习的重要基础。整体而言，大部分高校瑜伽课程资源主要存在两个方面的问题：一方面是教材缺乏系统性；另一方面是教材缺乏合理性。

具体来说，缺乏系统性和合理性是当前绝大部分高校瑜伽课程教材的基本现状，校本教材没有统一的教学大纲，绝大部分教学内容都是由瑜伽教师自己选择和决定的。教材缺乏系统性使得教学活动比较随意，教学目标不清楚使得教学活动缺乏科学性、规范性，这不利于学生对瑜伽运动的整体认知和体育意识、思维培养。

四、教学器械和场地配置不合理

开展高校体育教学活动必须有一定的场地和教学器械。瑜伽是一门新兴课程，高校在场地和专业教具方面还无法为瑜伽教学提供有力的支持。另外，由于国家教育专项拨款的限制和高校市场化的影响，瑜伽教学的资金支持严重不足，高校的教育经费主要用于学校的整体教学环境的建设方面，导致瑜伽教学效果并不突出。

五、师资力量薄弱

瑜伽运动已经成为备受高校学生追捧的运动项目之一，但由于瑜伽教学在高校的发展处于初级阶段，高校对于瑜伽教学师资力量的配备没有进行合理的规划，所以高校瑜伽教师的教学任务过于繁重，无法满足学生的需求。另外，缺乏专业的瑜伽教师也是高校瑜伽课程在师资方面的一大问题。目前，大部分高校瑜伽教师都不是专业的，他们有的是舞蹈专业的教师，有的是其他体育课程的教师，这不利于瑜伽教学目标的实现。

六、教学模式单一

目前,我国高等院校的教育体制改革还处在发展阶段,传统的教学观念对教学模式的影响颇深。在高校瑜伽教学中,教师没有形成以学生为主体、发挥自身指导作用的教学观念,学生被动受教的情况普遍存在,这不利于提升学生的学习主动性和创新能力,限制了学生在瑜伽学习方面的潜能,不利于提高瑜伽教学水平,更不利于提升学生的综合素质。

高校瑜伽课程对高校学生以及高校体育教学的发展都有着重要影响。可以增强高校学生的身体素质和心理素质。高校要重视瑜伽课程在高校教学中的重要性,不断提高瑜伽教学质量,及时改进瑜伽课程现存的问题,为学生提供适宜的学习环境。虽然现阶段的高校瑜伽课程还存在很多问题,但是只要高校提高对瑜伽课程的重视程度,积极地解决瑜伽课程现存的问题,高校瑜伽课程就可以得到快速的发展。

第五节　高校瑜伽课程的优化策略和推广措施

时尚休闲体育项目越来越受高校学生的欢迎,在这样的背景下,高校瑜伽课程应运而生。实践证明,高校引入瑜伽运动处方可以有效地提高学生的心理素质和生活质量,进而使大学生得到全面发展。但是,如前所述,高校瑜伽课程还存在很多问题,这些问题严重影响了高校瑜伽课程的发展。要解决这些问题,高校不仅应采取一定的策略优化瑜伽课程,而且应采取一定的措施推广瑜伽课程。

一、高校瑜伽课程的优化策略

(一)重视和加强对瑜伽课程教育价值的宣传

重视和加强对瑜伽课程教育价值的宣传,高校要做到以下两点:

第一，高校教学管理部门要重视瑜伽课程的教育价值。加强对瑜伽课程教育价值的宣传是高校教学管理部门的重要工作，高校教学管理部门要重视瑜伽课程的教育价值，以积极的态度指导高校瑜伽课程的发展。

第二，高校要从宣传瑜伽运动入手，以学生喜闻乐见的形式宣传瑜伽课程的教育价值，同时利用学生常用的社交工具进行文章推送和瑜伽文化、运动知识等的宣传、推广。

高校瑜伽课程对高校学生的体质、心理等有着重要影响。所以，高校要明确瑜伽课程的重要性，高校相关领导要给予瑜伽课程足够的重视，提高瑜伽课程在高校体育教学中的地位。高校可以通过开讲座、开体验班等方式，提高学生对瑜伽课程的认识，激发学生对瑜伽课程的兴趣，扩大瑜伽课程的影响，使更多学生可以参与到瑜伽课程的学习中来。

（二）树立正确的瑜伽教学观念

造成瑜伽课程男女生比例失调的主要原因是学生对瑜伽课程的认识不够。高校必须通过多种途径和方式提高学生对瑜伽课程的认识，让学生知道瑜伽课程不是只适合女生，所有学生都可以学习瑜伽课程。这样可以让学生对瑜伽课程有更深入的认识，可以帮助学生树立正确的瑜伽学习观念，改善瑜伽教学中男女生比例失调的情况。在普及瑜伽课程的过程中，高校要不断加强对瑜伽课程的研究，让学生通过瑜伽课程得到真正的提升。

另外，高校可以通过开交流会等方式互相交流学习，不断完善高校瑜伽课程，不断提升高校瑜伽教学的质量。

（三）明确教学目标，合理规划教学内容

教学内容的合理规划对高校瑜伽课程的顺利开展具有重要作用，而明确的教学目标对个性化定制教学内容具有指导作用。在高校瑜伽教学中，教师大多只追求教学任务的完成，不重视教学内容的实质作用，这是不利于高校瑜伽课程的发展的。高校瑜伽教师应该以学生的身心健康发展为教学目标，根据学生的实际情况，结合瑜伽教学方法，对瑜伽教学内容进行合理的规划，制定完整的瑜伽教案，用瑜伽教案指导瑜伽教学的实施，从而提高瑜伽教学的质量，促进学生的全面发展。

高校瑜伽课程教学目标的实现与课程设置、教学计划以及教学实施等有分不开的关系。对于专业的瑜伽教师而言，教学目标是其进行瑜伽教学的指挥棒；对于学生而言，

教学目标是其瑜伽学习的指南针。因此，能否制定科学合理、切实可行的教学目标是瑜伽教学成败的关键。除此之外，在教学过程中，瑜伽教师应将学生的身体健康发展需求与学生的生活、学习需求有机地结合起来，通过瑜伽教学，有效地提高学生的综合素质，使学生的身心得到健康的发展。

（四）完善教学模式，丰富教学环境

教学模式的完善有助于激发学生的学习兴趣，积极、有趣的教学氛围有利于提高学生的学习主动性，激发学生的学习潜能。在高校瑜伽教学中，教师应转变传统的教学观念，充分重视学生个体的发展，选择与各阶段的教学内容相契合的教学模式，还要借助其他教学方法优化教学模式，借助多媒体教学工具和情景教学法，将学生引入瑜伽训练的场景中去，丰富学生对瑜伽运动的认识，激发学生的学习兴趣，从而提高瑜伽教学的效果。

（五）引进适应性教学方式

在瑜伽教学中，通常会涉及较多动作，但是学生本身基础薄弱，很难迅速掌握各种瑜伽动作。为此，教师可引进适应性教学方式，通过循序渐进的教学方式，使学生逐渐掌握瑜伽的动作技巧。同时，在教授新技巧时，教师应指导学生练习类似的体式动作，并逐渐提高体式难度，直至学生真正完成瑜伽动作。例如，在站立平衡这一体式的教学中，教师可首先指导学生练习塔式、树式，让在学生体会这些技巧，使学生的身体进入适应期；然后教师指导学生从练习塔式、树式逐渐过渡到练习平衡体式，让学生逐步掌握平衡体式。另外，在瑜伽教学中，教师应重视多元化教学，通过常规教学法、分层教学法、针对性教学法等的联合，使学生快速掌握瑜伽练习重难点，提高学生学习质量，充分发挥瑜伽教学的育人功能。

（六）完善教学硬件设施

高校开设瑜伽课程的时间不长，许多高校没有专门的瑜伽教室，经常借用其他运动项目的场地，如室内篮球馆、健美操室等进行瑜伽教学。长期在没有正规场地的情况下进行瑜伽学习，学生的学习热情会逐渐降低。要更好地开展瑜伽教学，高校应加大在瑜

伽场地、设施方面的投入，修建专门的瑜伽教室，为学生的学习提供物质保障。瑜伽教室内应安装一面宽大的镜子，铺上木质地板，还应配有多媒体设备和瑜伽垫。有了专门的瑜伽教室，学生才能在一个舒适的环境中学习，才能更好地学习瑜伽课程。

（七）强化教师队伍，提升教学效果

教师是瑜伽教学的主体，在高校瑜伽教学中，具备专业素质的瑜伽教师对于教学效果的提升具有重要作用。为更好地发挥瑜伽课程的作用，高校要重视瑜伽教师队伍的建设，引导教师通过互联网、光盘、书籍等进行自主学习了，提高瑜伽教师的专业教学水平，与此同时，还要积极引进专业瑜伽教练，定期指导教师和学生进行系统的瑜伽学习。

高校瑜伽教师要掌握丰富的专业知识，一定的教育学、心理学知识，还要具备运用这些知识的能力。另外，由于瑜伽运动具有一定的特殊性，因此瑜伽教师还应具备一定的健康理疗与运动伤害方面的实践经验。

随着我国教育体制改革的不断推进，一个优秀的专业瑜伽教师不仅要掌握瑜伽专业知识，还要始终站在改革的前沿，加强与学生的沟通，了解学生对瑜伽运动的态度，有序地安排教学内容，制订教学计划，激发学生参与瑜伽运动的积极性。一方面，瑜伽教师要充分重视学生的主体地位，设计符合学生实际情况的练习方案，采用不同的教学方法，提高学生的身体素质；另一方面，瑜伽教师还要对学生的日常行为和心理进行仔细的观察与分析，对有需要的学生进行科学的心理疏导，全面提升瑜伽教学的效果，为培养全面发展的人才奠定坚实的基础。

（八）制定科学合理的教学评价体系

教学评价是教学环节之一，会对教学效果产生很大的影响。科学合理的教学评价体系能够反映教师和学生的真实情况。高校应从评价指导思想、评价原则、评价指标、评价内容等多方面着手，制定科学合理的教学评价体系。高校既要重视终结性评价，更要重视过程性评价，使瑜伽课程的教学评价能够起到反映学生的真实学习情况，指导学生在下一阶段的学习和教师在下一阶段的教学的作用。除此之外，高校应多进行鼓励性评价，设置递增性的评价标准，让学生能够更加直观地看到自身的学习成果，从而提高学生的学习积极性和主动性。

随着我国体育事业的蓬勃发展，瑜伽逐渐成为高校休闲体育课程的重要组成部分，深受现代大学生的喜爱。在实践教学中，高校瑜伽教师要将"知行合一"的教学理念贯穿瑜伽教学的始终。高校瑜伽课程不仅可以帮助学生减轻学习及生活方面的压力，提高学生的交往能力，而且可以让学生更好地认识自我、提升自我，促进学生心理的健康发展，进而使学生保持积极向上的学习和生活态度。因此，高校要不断优化瑜伽课程，不断完善瑜伽课程的结构。

二、高校瑜伽课程的推广措施

在高校开展瑜伽教育，其育人功能对学生发展具有重要推动力。但是，在多数高校的体育课堂中仍普遍以常规体育项目为主，很少引进新颖的运动项目，瑜伽并未在高校普及。瑜伽运动在高校的推广措施主要有以下几个方面：

（一）在高校体育教学中增加瑜伽选修课

为了有效促进瑜伽运动在高校体育运动中的推广，高校可以在体育教学课程中增加瑜伽选修课程，允许学生根据自己的兴趣爱好进行瑜伽的学习，同时把瑜伽课程的学分计入总学分。另外，教师在进行瑜伽教学的过程中需要注重实际的健身与运动功能，而不能单纯地进行技能教学，否则会降低学生对参加瑜伽训练的积极性。

（二）建立瑜伽运动俱乐部

在高校体育教学中，俱乐部是推广新型运动项目的有效方式。此外，学生对瑜伽的热情较高，建立瑜伽运动俱乐部，能够吸引学生参与其中，锻炼学生身体，不断提升瑜伽运动普及的力度。并且，瑜伽运动俱乐部不仅具备推广功能，还能够依照学生需求制定专业培养方案，激发学生参与瑜伽运动的热情，提升学生瑜伽技能。对于部分高水平的学生，俱乐部还需要为其提供必要的条件，让其走上舞台，让其参加社会上的瑜伽比赛，使其通过个人的影响力提高瑜伽运动在高校的影响力。

（三）开展瑜伽文化活动

在现阶段教育中，高校为培养学生终身体育观念，经常开展各类体育文化活动，如足球比赛、运动会等，并取得了显著效果。为此，高校若想要推广瑜伽运动，就要积极在校园内开展瑜伽文化活动，让更多学生了解瑜伽，吸引学生关注并参与瑜伽运动。例如，在学校组织瑜伽比赛，在学校体育馆开展瑜伽运动表演活动，为瑜伽课堂的展开与效用发挥奠定基础。

综上所述，高校瑜伽课程对高校体育教学的改革和国家素质教育的发展有着至关重要的作用。在教育新形势下，我国高校教育体制的改革必须以满足学生的个性发展为基本目标。就瑜伽课程而言，高校要努力推广瑜伽课程，为学生提供更好的学习环境，高校瑜伽教师要对教学内容进行合理的规划，要不断丰富教学模式，不断探索新的教学方法，通过瑜伽教学引导学生树立正确的世界观、人生观和价值观，从而为学生的个性化发展奠定坚实的基础。

第五章 高校瑜伽课程的实践训练研究

第一节 高校瑜伽课程的基本手印实践训练

手印是指瑜伽练习者在练习瑜伽时手的姿势,它又被称为印契。瑜伽教学中经常使用的有五种瑜伽手印:能量手印、智慧手印、大拇指手印、流体手印和双手合十手印。

一、能量手印

能量手印的动作方法:无名指、中指和大拇指自然叠加,其他手指自然伸展。如图5-1所示。

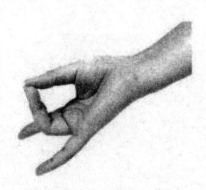

图5-1 能量手印

能量手印有助于大脑平衡,使平静与信心回归人们,让人们自信满满,更有耐心。

二、智慧手印

智慧手印的动作方法：大拇指与食指叠加或弯曲食指去触摸拇指的根部，其他三指自然伸展，拇指象征着个人的最高意识，食指则代表着个人的自觉性。如图 5-2 所示。

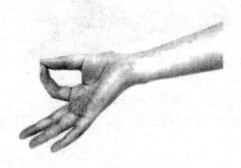

图 5-2 智慧手印

智慧手印可以让人很快进入一种平静的状态，它是把自身的能量（即小宇宙的能量）和大宇宙的能量融合在一起的代表。

三、大拇指手印

大拇指手印的动作方法：大拇指、小拇指、无名指叠加，其他两指自然伸展。如图 5-3 所示。

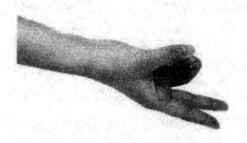

图 5-3 大拇指手印

大拇指手印可以使一个人的力量得到增强。

四、流体手印

大拇指和小拇指相加,其他三指自然伸展。如图 5-4 所示。

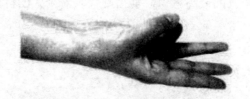

图 5-4 流体手印

它可以帮助练习者平衡流体,改善视力以及嘴巴过干的现象。

五、双手合十手印

双手合十手印的动作方法:双手合掌手指并拢,两个大拇指相扣。如图 5-5 所示。

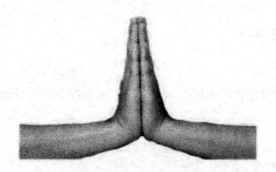

图 5-5 双手合十手印

这种手印表达了一种尊敬和虔诚,又可以称为阴阳平衡手印。双手合十手印意味着身体和心灵的合一、人类与大自然的合一,它可以使人的专注力增强。

瑜伽手印在瑜伽练习中有着重要的地位,起着引导能量流通的作用。因此,在瑜伽练习中选择合适的瑜伽手印是十分重要的。对以上五种基本手印,练习者可根据自己的身体情况,科学地选择并合理使用。

第二节 高校瑜伽课程的基本坐姿实践训练

坐姿是瑜伽运动中非常重要的内容之一。对于瑜伽练习者来说，掌握正确的坐姿非常必要。概括来说，瑜伽的基本坐姿主要包括以下几种：

一、简易坐

简易坐以直腿并腿坐为预备姿势，坐在地上或垫子上，两腿向前伸直，弯起右小腿，把右脚放在左大腿之下，弯起左小腿，把左脚放在右大腿之下。把双手放在两膝之上，头、颈和躯干都保持在一条直线上，而毫无弯曲之处，如图5-6所示。

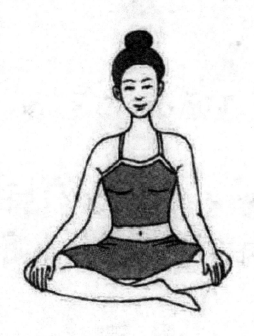

图 5-6 简易坐

简易坐的作用主要包括以下几方面：

第一,有利于缓解烦躁情绪,使练习者得到放松。

第二,练习该姿势能够使练习者体会到自己的自尊和强烈的谦卑感,让自己得到愉快的休息和启发。

第三,可以使两髋、两膝和两踝的神经系统功能得到加强,减轻和消除风湿、关节炎,有助于身体健康。

二、雷电坐

雷电坐以直腿并腿坐为预备姿势,两膝跪地,两小腿胫骨和两脚脚背平放地面,两脚靠拢。两个大脚趾互相交叉,使两脚跟向外指,挺直背部,将臀部放落在两脚内侧,即两个分离的脚跟之间。如图 5-7 所示。

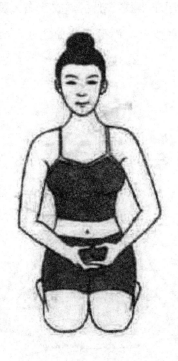

图 5-7 雷电坐

雷电坐有助于练习者保持心灵的宁静平和,特别是在饭后 5～10 分钟练习,能加强整个消化系统的功能,缓解胃部不适。它也是极好的冥想姿势。

三、至善坐

至善坐以直腿并腿坐为预备姿势,弯曲左小腿,右脚捉住左脚使左脚跟顶住会阴,左脚板底紧靠右大腿。曲右小腿,将右脚放于左脚踝之上。右脚跟靠紧耻骨,右脚板底放在左腿的大腿与小腿之间。背、颈、头部保持挺直。闭上双眼,内视鼻尖处,保持若干分钟之后交换两腿位置。如图5-8所示。

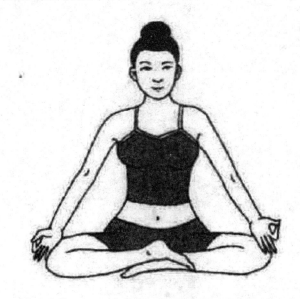

图5-8 至善坐

至善坐具有一定的作用,概括来说,这些作用主要包括以下几方面:

第一,人身上有上万条经络,人们的生命之气就在这些经络里流通,这是瑜伽哲学的重要内容。至善坐有助于清理这些经络,使之畅通无阻。

第二,至善坐能够使人的内心保持平静,并且对脊柱下半段和腹部器官有补养增强的作用。

四、吉祥坐

吉祥坐以直腿并腿坐为预备姿势,弯曲左小腿,左脚板顶住右大腿;弯曲右小腿,右脚放在左大腿和左小腿腿肚之间；两脚的脚趾应该楔入另一腿的大腿和小腿腿肚之间；两手放在两腿之间的空位处或是两膝上，头、颈和躯干保持在一条直线上。该姿势除了会阴不被顶住之外，其他各方面完全和至善坐一样。如图5-9所示。

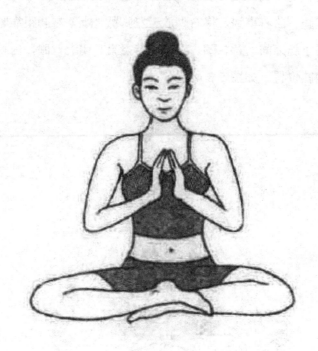

图5-9 吉祥坐

与至善坐相比，这一姿势在效果上虽然与至善坐大致相同，但是程度稍逊。吉祥坐有助于促进骨盆的血液循环，缓解膝关节的僵硬，有助于腿部血液循环。此动作还有定心安神的作用，可消除抑郁情绪，让人保持良好的精神状态。

五、莲花坐

先做坐下的姿势，坐在地上或垫上，双手抓住左脚，将其放于右大腿上，脚跟放在肚脐区域下方，左脚底板朝天。双手抓住右脚，扳过左小腿上方，放在左大腿上，把右脚跟放在肚脐区域下方，右脚板底也朝天。脊柱要保持挺直，努力保持两膝贴在地上，尽量长时间地保持这个姿势，交换两腿位置，并重复这个练习，如图5-10所示。

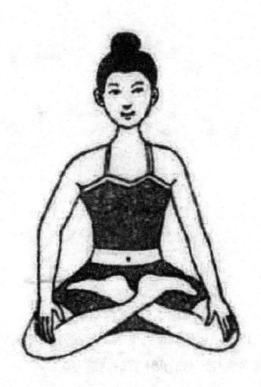

图 5-10 莲花坐

在饭后 5~10 分钟练习莲花坐，能使消化系统得到很好的促进，对盆骨肌肉有伸张的作用。

需要注意的是，该姿势比较难做，但它是一个很有用的松弛练习，掌握好它之后，能使呼吸更加顺畅，增强上半身的血液循环，对患有哮喘和支气管炎的病人十分有益。每次打坐之后，需要按摩两腿、两膝和脚踝。

六、半莲花坐

半莲花坐以直腿并腿坐为预备姿势，坐在地上或垫上，两腿向前伸直，弯起右小腿并让右脚脚板底顶紧左小腿内侧，弯起左小腿并把左脚放在右大腿上面。尽量使头、颈和躯干保持在一条直线上，以这个姿势坐着，直至感到极不舒服，然后交换两腿的位置，继续再做下去，如图 5-11 所示。

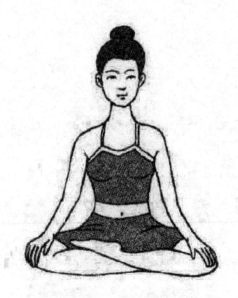

图 5-11 半莲花坐

练习半莲花坐，可以使消化系统得到促进，使盆骨肌肉得到伸张。需要注意的是，患坐骨神经痛的人不宜做此练习。

第三节 高校瑜伽课程的体位动作实践训练

一、瑜伽课程的基础体位动作实践训练

（一）前伸展式

前伸展式的动作方法为：坐在地上，两腿向前伸直；上身躯干向后方倾，同时两掌移向两髋的后方，十指指向两脚；弯曲双膝，把两脚平放在地面上；呼气（收缩腹部），一边轻柔地抬起臀部，使臀部离开地面；将两脚移向前边，两膝伸直；两臂垂直于地上，

身体重量落在两臂、两脚之上;把头抬起;正常地呼吸,保持这个姿势 10~30 秒;呼气,慢慢使身体回到起始的姿势;休息。如图 5-12 所示。

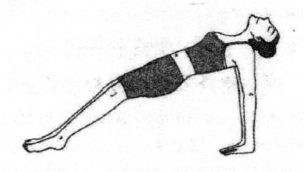

图 5-12 前伸展式

前伸展式练习具有重要的作用,具体如下:

第一,消除疲劳,增强神经系统功能,改善血液循环。

第二,提高骨盆机动灵活性,放松肩关节。

第三,发展胸部,伸展两腿、腹部和喉部。

(二)腿旋转式

腿旋转式的动作方法为:仰卧,两腿伸直;两臂放在体侧;抬起右腿,使右腿离开地面,膝部仍须伸直,右腿按顺时针方向做圆圈旋转运动;头部和身体其余部分都继续保持平贴地面;做 8~10 次旋转运动之后就停止,再做 8~10 次逆时针方向旋转运动;用左腿做同样的练习;休息几秒,然后将两腿一齐抬起,按顺时针方向和逆时针方向各转 8~10 次;休息,直到呼吸恢复正常为止。如图 5-13 所示。

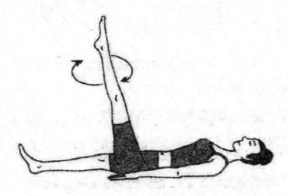

图 5-13 腿旋转式

腿旋转式练习具有重要的作用,具体如下:

第一,能增强腹部肌肉力量。

第二,增强两膝、两大腿和骨盆的功能。

第三,清除肠道中的气体,适用于消化不良和便秘者练习。

(三)腰转动式

腰转动式的动作方法为:挺直身子站立,两脚分开约 50 厘米;十指相交,吸气,两臂高举过头;转动手腕,让两手掌心向上;呼气,向前弯身,直至两腿和背部形成 90°角为止;两眼注视两手,将上身躯干尽量转向右方;再将上身躯干尽量转向左方;转向右方时吸气,转向左方时呼气;把这左右转动的动作重复做 4 次,然后使上身躯干回到原来的中心位置,恢复直身姿势;放低双臂,放开两手。重复做整个练习。如图 5-14 所示。

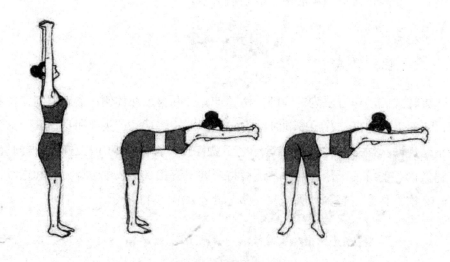

图 5-14 腰转动式

腰转动式练习具有重要的作用,具体如下:

第一,加强双臂、腰部、背部和髋关节的功能。

第二,按摩腹部器官,减少和分散腰围线上的脂肪。

(四)单腿背部伸展式

单腿背部伸展式的动作方法为:两腿向前伸出,微微向前弯曲,两手放在右膝盖以下；先用右腿本身力量，再用两臂肌肉力量把右脚收到腹股沟部位，让它安稳地紧靠左边大腿上段的内侧；两臂向前伸，两手并拢，与眼睛同一高度；慢慢吸气，两手上升高过头部，向后稍靠；慢慢呼气，向前弯身，用两手抓着左腿，尽量抓靠近脚的位置，但不要勉强；把躯干慢慢拉近腿部，方法是轻柔而坚定地向下拉，并使两肘向外弯曲；放松颈部肌肉，让颈向下垂；闭目，把注意力集中在两眉之间的中点上；保持姿势 10 秒，也可以更长时间；把这个练习做得很熟练以后，头就能靠在双膝之上，于是在练这单腿交换伸展式时练习者会更愿意抓住脚部，而不是抓住小腿或脚踝了；从这个姿势回到常态，伸直双臂，吸气，慢慢抬高躯干，再次挺直身子坐着，右脚紧靠左大腿；使右脚沿左腿滑动出去，把它放直，以便回到起始姿势；休息 20 秒，然后用右腿重复同样的练习。如图 5-15 所示。

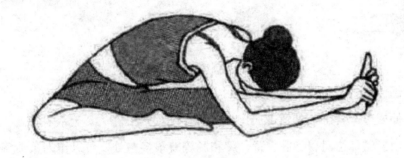

图 5-15 单腿背部伸展式

单腿背部伸展式练习具有重要的作用，具体如下：

第一，有助于消除腰围线上的脂肪，促进正常的消化与排泄。

第二，能使背部获得伸展和放松，伸展腘旁腱的肌肉，放松髋关节，使血液流向背部，滋养脊柱神经。

第三，加强肝脏和脾脏的功能，使双肾、胰脏和肾上腺活动旺盛，并减少或消除胃气胀和其他胃肠问题。

第四，单腿背部伸展式向骨盆区域供应健康的血液，从而促进生殖器官的健康。

（五）双腿背部伸展式

双腿背部伸展式的动作方法为：挺直上身坐着，两腿向前伸；两腿及两脚并拢，两手掌心舒适地放在大腿的下半部上，两肘略向外弯；先向前平伸双臂；两手并拢，两肩向后收；慢慢吸气，将双臂高举过头部，向后方稍靠；保持双臂高于头部，慢慢向前弯，一边做一边呼气；尽可能舒适地向前弯下来，两手抓着小腿，在不引起不舒服的感觉的情况下，抓得尽量远些；将两肘向外和向下弯，用这个办法将躯干拉近双腿，注意拉的程度以感到舒适为限；低下头，使它尽量接近双膝，让它柔软地下垂；闭上双眼，将注意力集中在两眉之间的一点上；放松，保持这个姿势 7~12 秒；慢慢吸气，伸直双臂，逐渐抬高躯干，直到再次挺直身子坐着；放松 20 秒，再做此式 2 次。如图 5-16 所示。

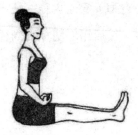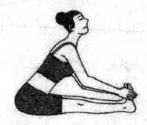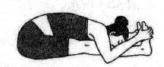

图 5-16 双腿背部伸展式

双腿背部伸展式练习具有重要的作用，具体如下：

第一，伸展整个背部，使背部肌肉更强壮，从而恢复精力、充满朝气。

第二，由于该体位对胃、肝、肾、脾和肠等有很多益处，可以作为医治痔疮、便秘以至肾脏和肝脏功能失调的"方子"。

第三，改善血液循环，按摩心脏，调整脑下腺（垂体）。

第四，向骨盆区域输送含氧的血液，使子宫、膀胱和前列腺充满活力，滋养生殖腺。

第五，挤压、收缩腹部脏器，消除懒散不振状态，从而促进消化与排泄。

第六，增强脊柱的弹性，使肩膀、双臂、腘旁腱和两腿的肌肉群得到伸展，使两大腿和腹部变得结实。

（六）三角伸展式

三角伸展式的动作方法为：直立，两腿伸直，两脚分开。脚尖应微微向外；两臂向两侧平伸，与地面平行；呼气，慢慢向右侧弯腰，在弯腰过程中保持两臂与躯干成 90°角；尽量向侧边弯曲，保持这个姿势约 10 秒；吸气，慢慢回到基本三角式，然后在左边做同样的练习；如果身体变得颇为柔软的话，则用右手碰触右足踝或右脚并使双臂垂直于地面；吸气，从容地回到原来开始的姿势上；再弯向左边做同样的练习，保持姿势 10 秒，每边各做 5 次这个练习。如图 5-17 所示。

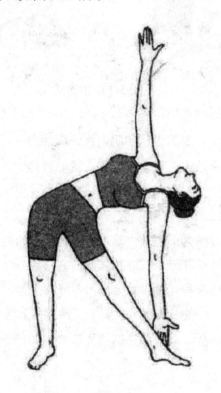

图 5-17 三角伸展式

三角伸展式练习具有重要的作用，具体如下：

提高全身的柔软性、灵活性。

第二，帮助消除腰围区域的赘肉，使髋部肌肉更健壮。

第三，治疗多种皮肤病，如疖子、疹子、痤疮等。

（七）叩首式

叩首式的动作方法为：跪坐，臀部放在两脚脚跟上，两手放在两大腿上，脊柱伸直；两手滑动到小腿肚那里，抓着小腿肚；呼气，上身向前弯曲，使前额接触地面；抬起臀部，让头顶接触地面，使两腿垂直于地面；正常地呼吸，保持 10～15 秒；回到原来的跪坐姿势；重复 10 次。如图 5-18 所示。

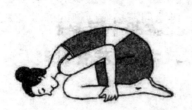
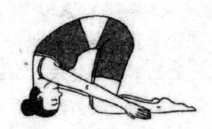

图 5-18 叩首式

叩首式练习具有重要的作用，具体如下：

第一，使双眼、头皮、面部组织和肌肉都充满活力。

第二，使脑细胞充满活力，有助于提高人的心智能力，使人更加警惕机敏。

（八）三角转动式

三角转动式的动作方法为：先从"基本三角式"开始做练习，深深吸气，在保持两膝伸直的同时，将右脚向右方转 90°，左脚向右方转约 60°；呼气，双臂伸直，将上身躯干转向右方，让左手在右脚外缘碰触地板；右臂向上伸展，与左臂成一直线；保持这个姿势约 30 秒；吸气，再慢慢使双手、躯干及两脚回到各自原来的伸展状态，然后再转回基本站立式；吸气，在左方做同样的伸展姿势。如图 5-19 所示。

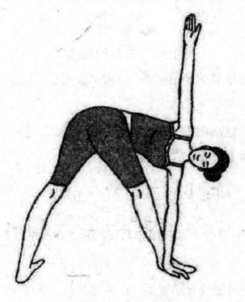

图 5-19 三角转动式

三角转动式练习具有重要的作用,具体如下:

扩张胸部,按摩腹部器官,帮助减少腰围线上的脂肪。

第二,增强髋部、腘旁腱、大腿和小腿的肌肉力量。

第三,增加对下脊柱区域的血液供应,滋养脊柱神经,使背部肌肉群更强壮,消除背部的疼痛。

(九)花环式

花环式的动作方法为:挺身直立,两脚靠拢,蹲下;两脚平放在地面上;抬起臀部,使其离开地面,伸出两臂,使身体保持平衡;一边保持两脚并拢,一边分开两腿,上身躯干向前倾;把两个腋窝展开盖住两膝内侧,两手抓住两脚踝的背后,把头垂下;正常地呼吸,保持这个姿势约 20 秒;吸气,抬头,两手放开两踝,休息。如图 5-20 所示。

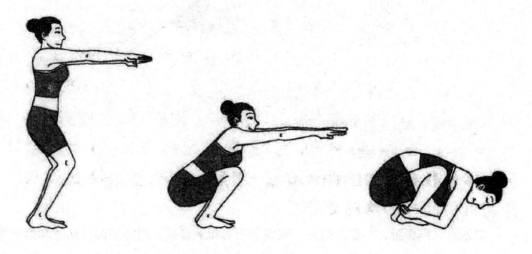

图 5-20 花环式

花环式练习具有重要的作用,具体如下:

第一,向骨盆区域输送血液。

第二,可消除背痛,特别是女性在月经期间发生的背痛。

第三,使腹部肌肉和器官都得到按摩,有助于消除便秘和消化不良。

(十)顶峰式

顶峰式的动作方法为:跪下,臀部放在两脚脚跟上,脊柱挺直;两手放在地上,抬高臀部,两手两膝着地跪下来;吸气,伸直两腿,把臀部抬得更高一些;双臂和背部形成一条直线,头部处于两臂之间;将脚跟放在地面上,但脚跟应上下蹦弹,以帮助伸展腿腱;正常的呼吸,保持这个姿势约 1 分钟;呼气,回到两手两膝着地的跪姿;重复 6 次。如图 5-21 所示。

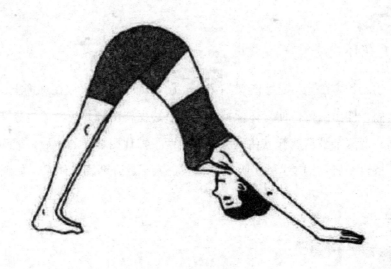

图 5-21 顶峰式

顶峰式练习具有重要的作用,具体如下:

第一,使心跳速度减慢。

第二,消除疲劳,帮助恢复精力。

第三,消除肩关节炎。

第四,使腘旁腱、小腿肚肌肉、双踝和跟腱得到伸展,消除脚跟疼痛感和僵硬感。

第五,减轻跟痛症,使坐骨神经更强壮。

(十一)虎式

虎式的动作方法为:跪下,把臀部放在两脚跟上,脊柱伸直;两手放在地板上,抬高臀部,做出爬行的姿势;两眼向前直视,吸气,把右腿向后伸展;蓄气不呼,弯曲右膝,把膝指向头部;两眼向上凝视,保持这个姿势几秒;呼气,然后把屈膝的腿放回髋部下面,靠近胸部;保持脚趾略高于地面,两眼向下看,用鼻子擦膝部;脊柱弯成拱形;把右腿向后方伸展,重做这个练习;每条腿做 6 次。如图 5-22 所示。

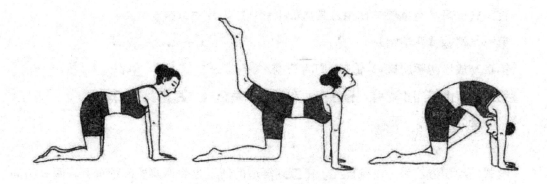

图 5-22 虎式

虎式练习具有重要的作用,具体如下:

第一,使脊柱得到伸展,缓解腰背部酸痛感,塑造臀部和背部线条。

第二,锻炼腹部肌肉,有助于消除腹部赘肉,塑造平坦腹部。

(十二)直角式

直角式的动作方法为:挺直身子站着,两脚靠拢,两臂靠体侧下垂;两手十指相交紧握,高举过头;抬头,两眼注视相握的双手;呼气,把脊柱基座作为支点,向前弯身,直到背部和双腿形成一个直角;两眼始终注视十指相交的两手;呼吸要如常,保持这个姿势 6~12 秒;回到直立姿势,两眼一直注视十指相交的两手;重复至 12 次之多。如图 5-23 所示。

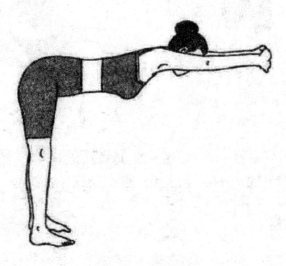

图 5-23 直角式

直角式练习具有重要的作用，具体如下：

第一，消除紧张情绪。

第二，放松两腿肌肉，加强它们的功能。

第三，有助于纠正驼背、脊柱弯曲和双肩下垂。

（十三）蹲式

蹲式的动作方法为：挺身直立，在感到舒适的情况下将两脚宽阔地分开，两脚指向外侧；两手十指相交，两臂轻松地下垂；弯曲双膝，慢慢将身躯降低；降低约 0.3 米之后，伸直双腿，恢复挺身直立的姿势；再次弯曲双膝，把身躯降下得比第一次还要略为低一些；伸直两腿，恢复挺身直立的姿势；再次弯曲双膝，把身躯降低到两大腿与地面平行；恢复挺身直立的姿势；把身躯降低到两手略微高于地面；恢复挺身直立的姿势，放松休息；在降低身躯时就呼气，起身时就吸气；重复做 6～12 次同样的练习。如图 5-24 所示。

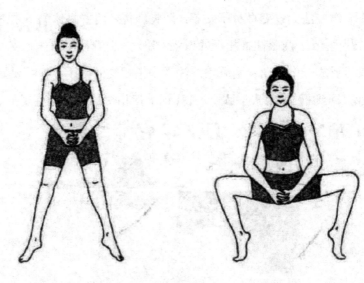

图 5-24 蹲式

蹲式练习能增强双踝、双膝、两大腿内侧和子宫肌肉的功能。

（十四）树式

树式的动作方法为：站姿，双脚并拢，挺身直立，手心相对合掌于胸前；重心落在右腿，膝盖伸直，腿部收紧；吸气，同时将右脚放于左小腿内侧；右膝向外展开，双手合掌于胸前，眼睛看着前方一个固定点，集中注意力，保持平衡；把右脚放在左大腿内侧，腿部收紧，保持平衡；吸气，双手于头顶上方合掌；腹部稍稍往里收，腰部挺直，整个身体要有向上的力量，保持平衡，持续30～60秒，均匀地呼吸；呼气，双手慢慢放回胸前，同时脚也放回地面。两侧交替进行，重复练习3次。如图5-25所示。

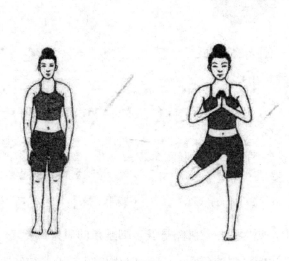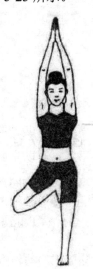

图 5-25 树式

树式练习具有重要的作用，具体如下：

第一，有助于练习者集中注意力。

第二，加强腿部、胸部和背部的肌肉力量。

第三，修饰双臂和背部的线条，对久坐形成的不良体态有很好的纠正作用。

第四，提高练习者的平衡能力。

（十五）船式

船式的动作方法为：呈仰卧姿势，双脚并拢，两臂平放在身体两侧；吸气，并将上身、双脚与两臂向上抬起，以脊椎骨为支点，让臀部着地，使身体保持平衡；锁紧脚跟，双脚以45°角撑展蹬直，躯干与双脚形成"V"形；两手向前伸直，并指向脚尖方向；挺直腰背和胸膛，双脚并拢夹紧；屏息保持该姿势5秒；吐气，慢慢将身体平放回地面，调整呼吸，全身放松。如图5-26所示。

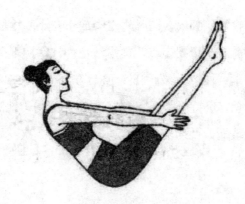

图 5-26 船式

船式练习具有重要的作用,具体如下:

第一,有助于新陈代谢的增强。

第二,有助于腹部、背部和腿部线条的塑造。

第三,促进腹部的血液循环,促进消化,防止脂肪堆积。

(十六)骆驼式

骆驼式的动作方法为:跪在地上,两大腿与双脚略分开,脚趾指向后方;吸气,两手放在两髋部,轻轻将脊柱向后弯曲,伸展大腿的肌肉;在呼气的同时,把双掌放在脚底之上;保持两大腿垂直于地面,将头向后仰,用双掌压住两脚底,借此轻轻将脊柱向大腿方向推;一边保持此体式,一边使颈部向后方伸展,收缩臀部的肌肉,伸展下脊柱区域,保持 30 秒之后将两手放回双髋部位,慢慢回到预备姿势;坐下来休息。如图 5-27 所示。

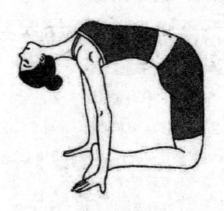

图 5-27 骆驼式

骆驼式练习具有重要的作用,具体如下:

改善背部线条,缓解背痛及肩痛。

第二,扩展胸部,改善呼吸系统的不适。

第三,对纠正驼背和两肩下垂的不良体态有很好的效果。

第四,促进血液循环,改善经期不适。

第五,拉伸腿部前侧肌肉,美化并修长腿部线条。

(十七)蝴蝶式

蝴蝶式的动作方法为:坐着,两脚脚底合拢,在整个练习过程中都要两手相合,抱着脚趾尖以保持两脚合拢,逐步收合两脚脚跟,尽可能移近两腿分叉处;身体向前倾,同时用两肘将双膝推到地面上;保持这个姿势30秒到1分钟。如图5-28所示。

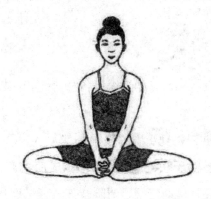
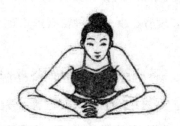

图 5-28 蝴蝶式

蝴蝶式练习具有重要的作用,具体如下:

第一,可以作为束角式练习之前的一个预备练习。

第二,对骨盆有益,能促进血液流入背部和腹部。

第三,有助于改善泌尿功能和缓解坐骨神经痛,有助于预防疝气,改善月经周期不规律现象。

(十八)眼镜蛇式

眼镜蛇式的动作方法为:俯卧,双手贴在身旁;两腿并拢,让任意一边脸颊着地;全身完全放松,转动头部,让前额靠在地面上;张开双眼,眼珠向上翻;用面部肌肉和颈部肌肉的力量慢慢仰起头,头部向后仰的幅度大一些;然后运用背部肌肉的力量(不要用手)把双肩和躯干逐步抬高,使其尽可能向后翘;把两手置于双肩之下,两手手指相对;慢慢推起来,让背部继续上升和翘起来(呈反拱状);只在必要时才使用双手,要让背部肌肉做大部分翘升的工作;当达到这个动作的最大限度时,放松,保持这样的姿势 7~12 秒;保持这一姿势时要蓄气不呼。如图 5-29 所示。

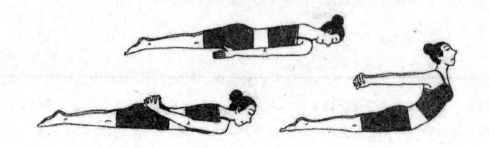

图 5-29 眼镜蛇式

眼镜蛇式练习具有重要的作用,具体如下:

第一,使脊柱保持一种富有弹性的健康状态,有助于缓解各种背痛和比较轻微的脊柱损伤。

第二,有助于使轻微错位的脊椎骨盘重新恢复正确的位置。

第三,促进血液循环,脊柱神经和血管由于获得额外的血液供应而受益。

第四,使所有的背部肌肉群都得到伸展,从而舒缓、消除背部与颈部区域的僵硬和紧张。

第五,能够加强颈部、喉部、胸部、腹部和两腿等部位的功能。

第六,能增强消化能力,缓解便秘,增进食欲。

第七,有助于调节月经。

第八,在保持这个姿势时,对肾脏也施加了压力,这有助于预防肾结石,减少肾脏中的结石沉积物。

(十九)蛇扭动式

蛇扭动式的动作方法为:俯卧于地上,两手掌平放在胸膛两侧的地板上,吸气,伸臂并抬起身体,直至两臂完全伸直为止;把头转向右方,两眼注视左脚的脚跟;保持这一姿势几秒，然后把头转向左方，两眼注视右脚的脚跟。如图 5-30 所示。

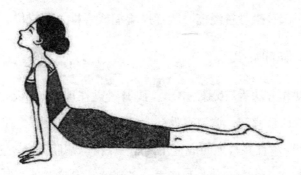

图 5-30 蛇扭动式

蛇扭动式对肠道和腹部器官特别有益。

（二十）狗伸展式

狗伸展式的动作方法为：腹贴地俯卧，脚趾伸直指向后方，轻微分开两脚；两手掌平放在胸膛两侧的地板上，手指指向前方；吸气，伸直两臂；把脊柱和颈项尽量向后方伸展；在保持两膝伸直的同时，用两脚脚背撑住地面，抬起两腿，使其离开地面，两条腿的腿肚、膝盖和大腿应略略高于地面，全身重量应落在双掌和两脚的脚背上面；臀部应紧紧收缩，脊柱、双大腿、小腿、臂膀都应尽量伸展；深深吸气，保持这个姿势 30～60 秒；然后弯曲两肘，把身体慢慢放到地面上；休息。如图 5-31 所示。

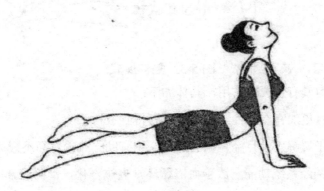

图 5-31 狗伸展式

狗伸展式练习具有重要的作用，具体如下：

第一，缓解背部、腿部和肩部的僵硬感。

第二，调节骨盆区域的血液循环。

第三，扩张胸部，增强肺部机能。

第四，有助于改善坐骨神经痛、腰部风湿痛或脊椎关节错位。

（二十一）猫伸展式

猫伸展式的动作方法为：双膝跪于地，脚背紧贴在地上，脚板朝天，并坐在双脚上，双手放于膝盖处，伸直背部，调匀呼吸；上身前俯，挺直腰背，使躯干和地面平行；两手掌按在地上，手臂垂直并与地面成直角，同时保持与肩膀同宽，指尖指向前方；吸气，并缓慢地将盆骨翘高，腰向下微曲并形成一条弧线；肩膀下垂，保持颈椎和脊椎在一条直线上；呼气，同时逐渐使背部上拱，并带动脸向下方运动，望向大腿位置，直至背部有伸展的感觉；配合呼吸，重复上述动作 6～10 次；腰背再一次挺直，同时抬起右脚向后蹬，直至与背部平行，脚掌蹬直，左手向前方伸展；抬头，眼视前方，背部伸展，伸直的手和脚与地面保持平行。如图 5-32 所示。

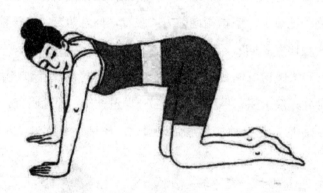

图 5-32 猫伸展式

猫伸展式练习具有重要的作用，具体如下：

第一，使脊柱更加富有弹性，颈项和肩膀得到放松。

第二，有助于缓解女性月经痉挛的痛苦，也有助于改善月经不规律的症状。

第三，增强神经系统功能，改善血液循环，促进消化，消除腹部区域多余的脂肪。

（二十二）婴儿式

婴儿式的动作方法为：跪坐在脚跟上，双手掌心贴放在小腿的两侧；呼气时自然使双肘弯曲，额头自然地轻放在面前的地面上；双手掌心向上，自然放松地置于小腿两侧；

正常地呼吸，放松身体。如图 5-33 所示。

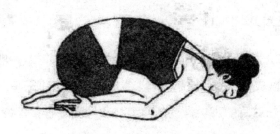

图 5-33 婴儿式

婴儿式属于放松的动作。练习者一般会在比较激烈的动作完成后进行婴儿式练习或者把婴儿式练习作为冷身练习来进行。婴儿式练习可缓解全身的紧张，使身体尽快得到调整和恢复。

（二十三）弦月式

弦月式的动作方法为：保持山立功的站姿；双手自胸前合掌，吸气，向上抬起，伸展过头，手指向上，上臂尽量地放在耳后，保持身体的挺拔与伸展；呼气，注意保证两髋骨在一个高度上，骨盆垂直于地面，身体向左侧弯曲，眼睛看向右斜上方；吸气时，身体向上伸展；再次吸气，向右侧弯身体。如图 5-34 所示。

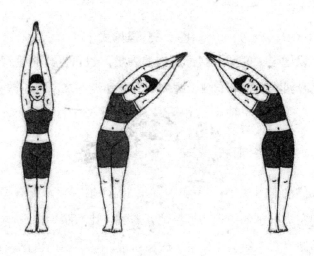

图 5-34 弦月式

弦月式练习能使脊柱的弹性和灵活性提高，能消除手臂及侧腰的赘肉，使身体更加挺拔、轻灵和优雅。此外，它还有助于提高机体的消化和平衡方面的能力。

（二十四）怪异式

怪异式的动作方法为：保持瑜伽山立功的站姿，双脚并拢，或者分开双脚，与髋同宽，也就是双膝间可以放一横拳；抬起双臂，掌心向下，向前平举，正常呼吸；呼气时，向下坐下去，同时踮起双脚的脚尖，直到两大腿和地面平行，保持背部的挺直；保持姿势6～12秒；吸气时，站起来，同时落下脚跟；回到山立功的站姿。如图5-35所示。

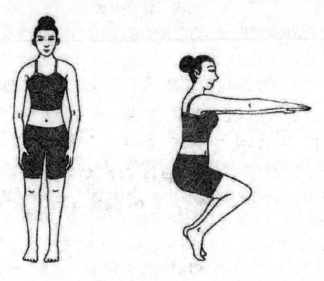

图 5-35 怪异式

这个姿势可以增强大腿和腰腹部肌肉的力量，也可以作为手臂花环功的预备功法，加强平衡。强化股四头肌、髋、膝、踝关节，温和地增加心率，改善循环，是个极好的热身动作。

（二十五）克尔史那式

克尔史那式的动作方法为：保持山立功站姿，抬右膝，提右脚，从前面跨过左脚，右脚的脚趾指向左脚脚掌的中点，尽量地开右髋，让右膝朝向身体右方；向左推髋，体前屈双肘，双手做"六"的手势，左手放在口边，掌心朝向自己，右手掌心向外，放在耳旁，慢慢地向右推送，眼睛看向右手的小指，保持上半身直立；呼气时慢慢地向下滑落右脚，收髋，放下双手回体侧，让右脚回到左脚的旁边，回到山立功姿势；交换体位再做。如图 5-36 所示。

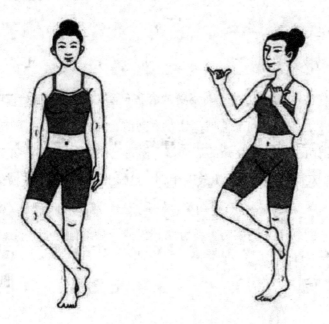

图 5-36 克尔史那式

克尔史那式练习可以快速镇静神经系统，强化脊柱与平衡力，保持优雅和轻灵。

（二十六）鱼戏式

鱼戏式的动作方法为：俯卧，双手掌心向下，十指交叉，放在额下；将右肘推送到头顶，肘尖向上，向左侧转过脸来，这时，头枕在右上臂和右肘间；身体微向左转，屈左膝，将左膝提向胸前，右腿自然伸直，左前臂放在左膝上，此时右耳是按压在右上臂上的。如图 5-37 所示。

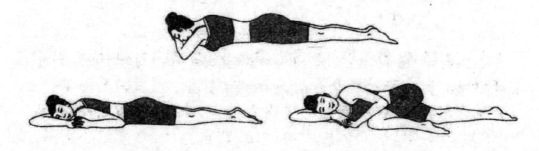

图 5-37 鱼戏式

鱼戏式练习可以有效地改善失眠和过度紧张,能够使腹部得到温和的按摩,缓解消化不良和便秘。

(二十七) 拨云式

拨云式的动作方法为:从山立功姿势或者任何喜欢的姿势开始,吸气时掌心向下,双肩伸直外展,两手尽力地向上伸展;让左手向前、向右推送,并翻转双手使双手掌心相对合拢,尽量把两上臂放在耳朵的后面,手指向上伸展,停留4~6秒;打开双手,回到掌背相对姿势;双肩内收,自体侧放下手臂,回到山立功姿势;交换体位练习;吸气,双臂高举过头,上臂置于耳后,右手在前,左手在后,双掌反向合十,稍停留;呼气时,双臂回身体两侧,回到山立功姿势,或者回到任何一种瑜伽坐姿,注意动作与呼吸的配合。如图5-38所示。

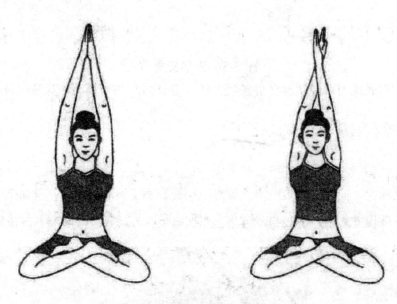

图 5-38 拨云式

拨云式练习可以调理体内三焦经,并使神经系统兴奋,给人以振奋感,还可以打开胸,使肩、臂和手腕更加灵活,有益于增强呼吸系统功能。

(二十八) 圣哲马里奇第一式

圣哲马里奇第一式的动作方法为:双腿并拢,向前伸直,挺直腰背地坐着;屈左膝,左脚脚跟尽量拉向臀部，抬左臂，呼气，左肩带动身体向前运动，左腋窝包裹住左膝，左前臂自左腿外侧向体后旋绕；抬右臂，呼气，向体后翻转，右手尽量抓住左手手腕，眼睛看向左肩的外侧，稍停留；腰背挺直，感觉身体在肚脐的带动下稍向左旋转；吸气，身体转向前方，稍停留；呼气，向前推送身体，尽量让上半身折叠在右腿上，让前额、鼻子、下巴碰触胫骨；保持腰背挺直，双肩和地面平行，停留20秒左右；吸气，慢慢地抬头，解开双手置于大腿上，伸直右腿，挺直腰背，掌心向上，十指相对，深呼吸；交换体位练习。如图 5-39 所示。

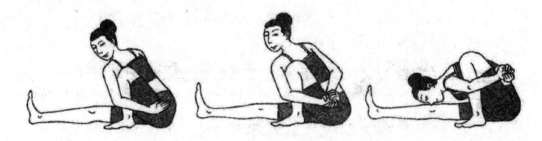

图 5-39 圣哲马里奇第一式

圣哲马里奇第一式练习对腹内脏器具有按摩作用，能在横膈周围形成活跃的循环，从而保持腹内脏器和腺体的健康。有助于伸展脊柱，使肩、背、手臂和双腿以及手指更加灵活。

二、瑜伽课程的高级体位动作实践训练

（一）弓式

弓式的动作方法为：俯卧，两臂靠体侧平放，掌心向上；腿、脚全都并拢；屈膝，将两小腿尽量收回臀部；两手向后伸，抓住两脚或两脚踝；深吸气后，尽量翘起躯干，背部呈凹拱形，头部尽量向后抬；同时用手把双腿往后拉，尽量把双膝举高；保持这个姿势 3~6 秒，这时呼吸要正常。从这个姿势回到原来的姿势，一面抓住两脚，一面慢慢把上身放下来，放回地板上，然后放开双脚，逐渐将双腿放回地板上；把头转向侧边，脸颊贴地，彻底放松。每个星期可以增加 1 秒保持弓式的时间，直到能够保持 7~12 秒，当练习者能熟练掌握这个姿势时，就可以保持弓式姿势轻轻前后摇晃，做"摇篮式"的

练习。如图 5-40 所示。

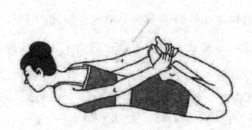 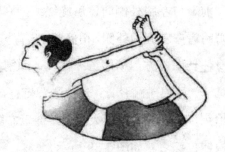

图 5-40 弓式

弓式练习具有重要的作用，具体如下：

第一，可使背部肌肉群的力量得到增强，缓解由于疲劳而产生的疼痛。

第二，可以使胸部和腹部肌肉更加强壮，使髋部和肩部肌肉以及关节得到放松；使腿部、臀部、喉部、颈部肌肉都得到伸展和强壮。

第三，能够按摩许多内部器官（如肝脏、肾脏和膀胱等），使之获得更多的血流供应，改善其功能。

第四，可以减少腰围线上的脂肪，有助于治疗糖尿病。

第五，能使胰脏得到补养，能增强肠蠕动作用。

第六，有助于调节消化不良、慢性便秘和肝脏机能不振等。

（二）犁式

犁式的动作方法为：平直仰卧，两腿伸直但放松，两脚并拢，两手平靠体侧，掌心向下，以这个姿势放松 15～20 秒；吸气，一边保持两腿并拢、两膝伸直，一边两掌轻轻用力向下按，收缩腹部肌肉使两腿离开地面举起，升至躯干上方，直至两腿与躯干垂直；呼气，并继续将两腿向后摆至两脚伸过头后；如果脊柱已经相当僵硬，就保持这个姿势；然后继续使两腿向后伸，并向下降，在不感到吃力的情况下尽力做到多少算多少，然后停住，保持这个姿势；如果躯体相当柔软，脚趾就会碰到地面；保持这个姿势 10～15 秒，缓慢而有规律地呼吸；将双脚向头后送去，使两臂滑向背后，这会把更大重量移至脊柱的顶部；保持姿势 7～12 秒（如果开始感到太吃力，则可以减少时间）；将两手滑动着收回躯体两侧，膝部弯曲，然后一节脊椎接一节脊椎地"展开"卷曲的身躯，直到臀部再次贴在地面上；在臀部接触地面之后，双腿就可以伸直，然后顺势放下来；回到原来开始的姿势；休息 20 秒，然后再做两次。如图 5-41 所示。

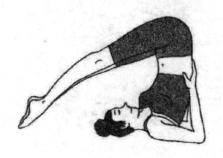 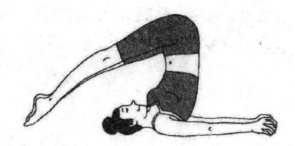

图 5-41 犁式

犁式练习具有重要的作用，具体如下：

第一，对整个脊柱神经网络极为有益。从主要的脊柱神经出发，共有 32 对神经向两旁分支出去，伸展到人体的主要部分。犁式练习能使这些神经恢复活力，减轻或消除各种背痛、腰部风湿痛和背部关节痛。

第二，能够刺激血液循环。血液循环可以使脊柱神经、面部和头皮得到滋养。

第三，使甲状腺得到调整，使身体的新陈代谢作用获得改善。

第四，可使背部乃至整个身体得以伸展，可消除肩膀和两肘的僵硬感；有助于消耗髋部、腿部的脂肪，改善手部的痉挛。

第五，可以收缩腹部器官，使它们更有活力。

第六，使消化功能受到刺激，有助于调节便秘，对肾脏、肝脏、脾脏、胰脏、各种内分泌腺体和生殖器官十分有益。

（三）轮式

轮式的动作方法为：背部贴地面仰卧，双腿伸直，两手放在体侧，掌心向下；屈膝，将脚跟收回紧贴大腿背后；两脚底应继续平放在地面上；把双手放在头部两边，掌心平贴地板，指尖向着脚的方向；深深吸气，拱起背部，将髋部与腹部向上抬起；让头部向地板低垂，同时双手、双腿均用力向下按；舒适而平稳地呼吸；保持这个姿势 7~12 秒；弯曲双肘，借此先慢慢把头放到地面上；使双臂、双腿回到原来开始的姿势；舒适地休息一会儿，然后再做一次。如图 5-42 所示。

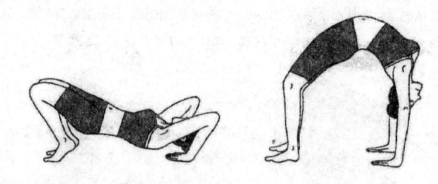

图 5-42 轮式

轮式练习具有重要的作用,具体如下:

第一,使两腕、两踝和两腿健壮有力。

第二,能增强背部肌肉群的力量,放松肩关节和颈部肌肉,使脊柱保持健康和柔韧。

第三,使身体得到有力的伸展,能增强腹部肌肉的力量,使许多内部器官和腺体受益。

第四,加强血液循环,使人头脑清爽,感觉敏锐。

(四)鱼式

鱼式的动作方法为:按基本莲花式坐好;把盘成了莲花坐的两腿平放地面上,背贴地仰卧;呼气;抬高颈项和胸膛,拱起背部;把头顶放在地面上;用手抓住大脚趾,大大地提高背部的拱弯程度;做深呼吸,保持2分钟,然后放开脚趾;两臂相抄,用手抓着另一臂的肘部;把两前臂放在头部后面的地面上,保持这个姿势1分钟;使后脑勺、颈项和背部滑回地面上,伸直两腿,仰卧,休息一会儿;吸气,坐起,回到莲花坐的姿势;交换两腿位置,重做这个练习。如图5-43所示。

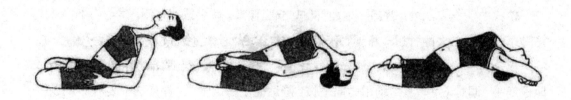

图 5-43 鱼式

鱼式练习具有重要的作用,具体如下:

第一，刺激胸部血液循环，美化胸部线条，矫正驼背现象。

第二，拉长颈部，修饰颈部、面部肌肤。

第三，促进激素的分泌，增加钙的吸收量，使脊椎更强壮。

第四，增加肺活量，有利于减轻哮喘症状，改善呼吸方面的其他问题。

第六，调整自律神经平衡和改善失眠、心悸等现象。

第七，有助于治疗发炎或流血的痔疮，是缓解紧张的极佳姿势。

（五）肩倒立

肩倒立的动作方法为：背部贴地平卧，两臂平放身体两侧，掌心向下；两臂轻轻向下按以求平稳，慢慢将腿举离地面；当两腿垂直地面时，抬起髋部，将腿部向后方送得更远，让两腿伸展在头部之上；从此开始，两腿要向上举起来；慢慢伸直，不要过于紧张或做无谓的用力；将下巴收进来，顶住胸部；舒适地呼吸，这个姿势最少保持1分钟，最好是3分钟；最后，双腿和躯干会完全伸直，与头部成90°角。如图5-44所示。

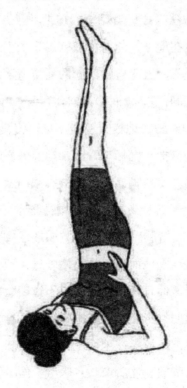

图5-44 肩倒立

肩倒立练习具有重要的作用，具体如下：

第一，使脑部更有活力，能使脑部区域中的神经—肌肉活动得到改进，从而增强人的思考能力。

第二，血液流入双眼、头皮等，从而使身体的每个部分充满活力。

第三，这个姿势所使用的坚定有力的下颌收束法会使大量的血液供应停留在颈部，对甲状腺和甲状旁腺都有益。

第四，可使血液自由地流入心脏而无需克服地心引力的阻拉作用，可使两腿、骨盆和腹部的充血现象得以消除。

第五，可使腹部脏器恢复活力，有助于释放出肠道中的气体，改善结肠炎和肠溃疡，使人感到精力充沛。

第六，对治疗子宫位移和月经不调有益，可调节痔疮、疝气和泌尿功能失调。

（六）向太阳致敬式

向太阳致敬式的动作方法为：挺身站立，但要放松，两脚靠拢，两掌在胸前合十，正常地呼吸；两脚保持平放在地上，随着把双臂高举头上（举臂时，两手食指相触，掌心向前），缓慢而深长地吸气，上身自腰部起向后方弯下；两腿、两臂伸直，上身向后弯，以增加脊柱的弯度；一面呼气，一面慢慢向前弯身，用双掌或两手手指触及地板（不要弯曲双膝）；保持两掌和右脚在地板上稳定不动，慢慢吸气，同时把左脚向后伸展；在做上述动作的过程中，慢慢把头向后弯，胸部向前方挺出，背部则呈凹拱形；一面慢慢呼气，一面把右脚向后移，使两脚靠拢，两脚脚跟向上，臀部向后方和上方收起，两臂和两腿伸直；一边呼气，一边让臀部微微向前方摇动，一直到两臂垂直于地面为止，然后蓄气不呼，使两肘弯曲，把胸膛朝着地板方向放低（臀部和腹部比胸部离开地面还高少许）；一边保持胸部略高于地面，一边慢慢呼气，把胸部向前移，直到腹部跟着大腿接触地面；吸气，同时慢慢伸直两臂（或者以不过劳背部为限，尽量伸直两臂），上身从腰部向上升起。背部呈凹拱形，头部像眼镜蛇式那样向后仰起；呼气，同时抬高臀部；吸气，使双掌和右脚稳定地放落在地面上，弯曲左腿并将左脚伸向前边；把两掌放在地板上，慢慢呼气，把右脚放在左脚旁边；吸气，同时慢慢抬高身躯，两臂和背部向后弯；呼气，回到开始的姿势，两掌在胸前合十。如图5-45所示。

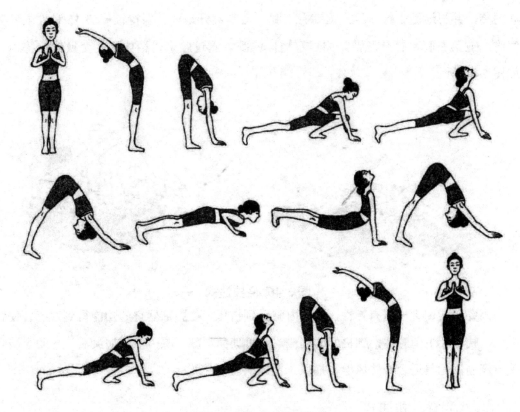

图 5-45 向太阳致敬式

向太阳致敬式练习具有重要的作用，具体如下：

第一，能够对身体各个系统产生良好的影响，如消化系统、循环系统、呼吸系统、内分泌系统、神经系统、肌肉系统等。

第二，这个练习给人体（包括大脑）提供了充足的氧气，有助于使人从睡意沉沉或懒散慵倦的状态中清醒过来。

第三，这个练习能够使整个人放松并兴奋，所以它是每次练习中最好的起始姿势。

（七）格拉达式

格拉达式的动作方法为：俯卧，双膝间保持一个横拳的距离，上屈双膝，左手抓握左脚掌，翻转手腕，掌根按压左脚掌，左手指和左脚趾指向同一方向，左脚掌贴近左臀，抬右臂，右手抓握右脚大脚趾的一侧；深吸气，呼气时抬头，胸部抬高，离开地面，向上翘起躯干，左臂向下按压左脚掌，右臂向上提拉右脚掌。尽量使左脚掌与髋同高,并与地面平行,尽力抬高右大腿,使其离开地面,保持该姿势15秒左右;呼气时,放落右腿,打开左臂,伸直双腿,俯卧,侧过脸来,稍休息;交换体位练习。如图5-46所示。

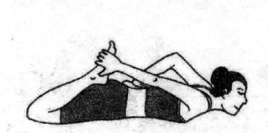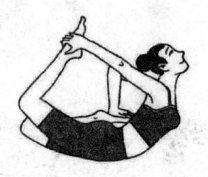

图5-46 格拉达式

该姿势能使脊柱更有弹性,让腹内脏受到挤压,使腹部器官的功能得到改善,使肾上腺、胰腺及生殖腺体受到良好的刺激。还可使髋、膝、踝关节更加灵活,有助于减轻关节疼痛。尤其适合一些风湿、痛风、糖尿病患者练习。

(八)脊柱扭曲式

脊柱扭曲式的动作方法为:挺直身子坐着,两腿前伸;将左边小腿收向内,让左脚底挨近右边大腿的内侧;将右膝收到离右肩2~6厘米的地方,使右脚平放在地板上,将右脚移过左膝之外,如有必要,则可用双手帮助提起右脚以便让右脚稳妥地放在左膝或左大腿下半节外侧;举起左臂,把它放在右膝的外侧。然后伸直左臂,抓着右脚或右脚踝;向前伸出右手,与眼等高,两眼注视指尖;右臂保持伸直,慢慢转向右方;在右手尽量向右方转时,要继续注视指尖;当右手尽可能舒适地放到最右的地方时,就把它放下来,把手背放在左腰上;做深长而舒适的呼吸,保持这个姿势7~12秒;将右手举回与眼等高的水平,两肘保持伸直,把右手慢慢抽回躯干前边;用完全相反的程序恢复到原来的姿态,稍稍休息之后,用身体的另一边做同样的练习;左、右两边各做2次这个练习。如图5-47所示。

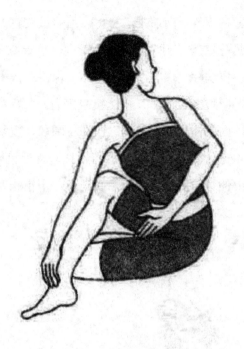

图 5-47 脊柱扭曲式

脊柱扭曲式练习具有重要的作用,具体如下:

第一,对脊神经和整个神经系统都有极好的效果。它可使脊柱周围的肌肉全都受到挤压,这就对从脊髓分支出去遍布全身各部的 32 对神经起到刺激、兴奋的作用。

第二,可放松各节脊椎,使背部肌肉群更富有弹性,从而预防背痛和腰部风湿病的发生。

第三,可增强肝脏和脾脏的功能,按摩两肾,挤揉腹部内脏,促进肠脏的自然蠕动,促进消化和排泄。

第四,调整肾上腺的分泌,消除肌肉性风湿症。

第五,增强胰脏的功能,有助于改善糖尿病。

(九)圣哲马里奇第二式

圣哲马里奇第二式的动作方法为:双腿并拢,向前伸直,挺直腰背地坐着;屈左膝,将左脚抬起放到右大腿的根部,脚跟抵着肚脐下一点,脚心朝天,左膝盖向下沉,左腿处于半莲花式状态;屈右膝,将右脚跟拉向会阴,使右大腿和小腿折叠在一起,小腿胫骨同地面垂直；抬起右臂，呼气，向前推送身体，用右腋窝包裹住右膝盖，向后旋绕右手，掌心向外，放在腰处，抬左臂，呼气，将左手臂向体后旋绕，用左手握住右手手腕，伸展背，做 2 次深呼吸；再次呼气，向前推送身体，保持背部平直，尽量将下巴放在膝前，保持正常呼吸，停留 4 秒左右；吸气，向上挺直腰背，保持左手抓握右手腕的姿势，调整呼吸，再次呼气时，向前伸展背，把下巴放在左膝前，重复"吸气—抬起身体—呼气—放落身体"的动作 4～5 次；吸气，挺直腰背，打开背后相握的双手，打开左腿，伸直双膝，双腿并拢，向前伸直，挺直腰背，掌心向上，十指相对，深呼吸；交换体位练习。如图 5-48 所示。

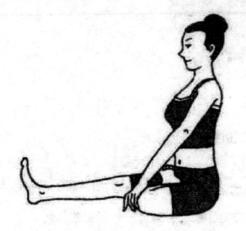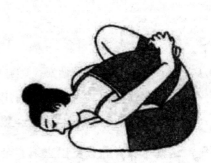

图 5-48 圣哲马里奇第二式

这个体位的练习比圣哲马里奇第一式有更为明显的效果，抵在肚脐下的脚跟使腹部所受到的压力更大，进而有更好的按摩效果。

（十）战士一式

战士一式的动作方法为：先从基本站立式开始，两脚并拢，两臂靠着躯体两侧，双掌合十，高举过头并尽量伸展；吸气，两腿分开；呼气，将右脚和上身躯体向右方转 90°，左脚只需向同样方向（即右方）略转过来；屈右膝，直到大腿与地板平行，而小腿则与地板及大腿成垂直角度；左腿向后伸，膝部挺直；头向上方仰起，两眼注视合十的手掌，尽量伸展脊柱；有规律地呼吸；保持这个姿势 20～30 秒。回到基本站立式，按相反方向做同样的练习。如图 5-49 所示。

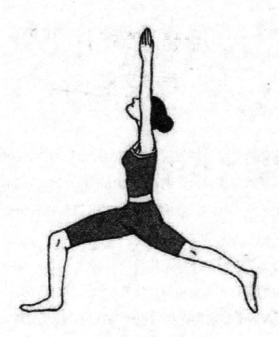

图 5-49 战士一式

战士一式练习具有重要的作用,具体如下:

第一,增强双踝、双膝、双髋和双肩神经系统的功能,可放松颈项和下背部。

第二,扩展胸膛,加强深呼吸,使肺部受益。

第三,减少髋部区域的脂肪,并增强人的平衡感和注意力。

参考文献

[1] 陈燕.普通高校瑜伽教学可持续发展的对策[J].内江科技,2010,31(4):32+56.

[2] 樊颖.高校瑜伽教学改革探讨[J].纳税,2018,12(21):249.

[3] 黄霞.瑜伽运动对女大学生身心发展之影响以及课程设置价值的研究[J].当代体育科技,2018,8(8):251-252+254.

[4] 刘丽.试论瑜伽与体育美[J].体育文化导刊,2008(1):80-81.

[5] 毛娟.论瑜伽教育的健身育人价值[J].体育学刊,2005(6):84-86.

[6] 苗子蕊,吉丽娜.普通高校瑜伽课程的设计与探讨:以遵义师范学院为例[J].当代体育科技,2019,9(4):130-131.

[7] 彭彦萍,李志平.高校瑜伽教学模式的创新途径探索[J].经营管理者,2016(34):456.

[8] 石真玉,何亚新,梁涛.高校瑜伽选项课教学模式探讨[J].当代体育科技,2018,8(23):20-21.

[9] 万益.高校瑜伽教学研究[J].湖北体育科技,2011,30(3):364-365.

[10] 王爱民.普高女生体育形体训练课程教学活动模式与内容研究:以中华女子学院体育形体训练课为例[J].中华女子学院学报,2014,26(3):118-122.

[11] 王晶.瑜伽健身术融入高校形体训练教学的可能性研究[J].当代体育科技,2014,4(30):38+40.

[12] 王丽娟.从脊椎健康评估看大学生的身体健康状况[J].当代体育科技,2014(36):16-17.

[13] 王山.素质教育在高校瑜伽教学中的实施[J].湖北函授大学学报,2014,27(21):21-22.

[14] 王枢.高校瑜伽教学模式创新策略探析[J].西部素质教育,2016(5):63.

[15] 吴昭燕.瑜伽在高校公体课教学中的改革实践研究[J].当代体育科技,2017,7(36):

128-129.

[16] 薛继东."问题导向"的大学课堂教学[J].山西财经大学学报,2013(S3):76-78.

[17] 尹珊珊,陈芹,侯胜.MOOC翻转课堂教学模式在高校健身瑜伽教学中的实验研究[J].体育科技文献通报,2018,26(10):54-56.

[18] 张丽萍.高校健身瑜伽教学的价值及实施策略[J].当代体育科技,2018,8(32):126-127.

[19] 赵培禹,李尚滨,孙毅红,等.基于微信的体育混合式教学设计与实验研究:高校瑜伽翻转课堂个案研究[J].体育研究与教育,2019,34(2):53-58.

[20] 周大坤.高校瑜伽教学中融入形体训练的研究[J].文体用品与科技,2013(4):55.